KB269538

100년 위 건강

생각보다 자주 아픈 내 몸 돌보기

기타사토대학 의학부 상부소화관외과학 주임 교수

의사 히키 나오키

라라

'먹는 일'을 지켜주는 위

안녕하세요, 히키 나오키입니다. 저는 기타사토 시바사부로가 창립한 기타사토대학의 사가미하라 캠퍼스 의학부 상부소화관외과학 주임 교수로 근무하고 있습니다. 이전에는 암 전문 병원이자 연구 기관인 암연구회 아리아케병원에서 소화기외과 위외과 부장으로 근무하며 오랫동안 위를 연구해 왔지요. 3,000회 이상의 위 수술을 직접 집도했으니 아마 현재로서는 일본에서 위암 수술을 가장 많이 집도한 의사일 것입니다.

'위'라고 하면 여러분은 자기 장기인 위를 바로 떠올릴 수 있으신가요? 건강검진에서 내시경으로 위를 본 경험이 있는 분도 있겠지만, 평소에는 위의 기능에 큰 관심이 없을 것입니다. 일 년에 몇 번쯤 과식이나 과음으로 속이 더부룩할 때 비로소 위의 소중함을 깨닫는 경우가 많습니다. 위는 매일 묵묵히 음식을 받아들이고 위액을 분비하며 소화의 첫 단계를 담당하고 있습니다.

그러나 위의 역할은 단순히 소화에 그치지 않습니다. 최근 연구에 따르면 식욕을 조절하는 역할도 담당한다는 사실이 밝혀졌지요. '식욕의 사령

탑'이라는 아주 중요한 기능이 있는 것입니다. 식욕은 인간에게 매우 중요한 욕구입니다. 먹을 수 없게 되면 끝이라는 말이 있는데 저는 이 말에 공감합니다. 사람은 음식을 먹을 수 없게 되면 곧바로 몸이 약해집니다. 그런데 식욕이 사라지면 당연히 잘 먹지 못하게 되고, 이는 영양 결핍으로 이어져 원래 받을 수 있었던 항암 치료나 수술도 받을 수 없게 됩니다. 먹는 일이 치료 현장에서 매우 중요한 지표가 되는 것입니다.

저는 외과 의사로서 위 절제 범위를 가능한 한 최소화하고 합병증을 줄이는 수술을 추구해왔습니다. 수술 후에도 인생의 큰 즐거움인 먹는 일을 잃지 않도록 하기 위해서입니다. 전 직장인 암연구회아리아케병원에서는 위외과 부장으로서 영양관리부를 조직하고 운영했으며, 현재는 기타사토대학병원에서 영양 부장도 겸임하고 있습니다. 또한 일본영양치료학회 이사장으로서 영양과 치료의 밀접한 관계를 꾸준히 연구하고 실천해 오고 있기도 합니다. 수술이 성공하고 암을 모두 제거했다고 해서 반드시 환자가 행복하게 살 수 있는 것은 아닙니다. 환자에게 중요한 것은 수술 후에도 제대로 먹고 평범한 일상을 보내며 즐거운 시간을 누리는 것입니다. 저는 바로 이러한 삶이 가능하도록 돕는 치료를 목표로 삼고 있습니다.

위 전절제술 이외의 다른 방법은 없을까?

"암을 치료하기 위해서는 위를 전부 절제해야 합니다." 저는 외과 의사가 이렇게 쉽게 말하는 것은 있을 수 없는 일이라고 생각합니다. 물론 암의 위치나 진행 상태에 따라 위를 전부 절제하는 수술이 불가피한 상황도 있습니다. 그러나 아무런 대안 없이 쉽게 전절제술을 택하는 것은 환자를 불행하게 만드는 일입니다. 젊은 시절 도쿄대 의학부 부속병원 위ㆍ식도외과에서 조교로 근무하던 때, 저는 '왜 위 전절제술을 받은 환자들은 이렇게까지 상태가 나빠지는 걸까?'라는 의문을 품었습니다. 환자들은 음식을 제대로 삼키지 못하고 역류감이나 막힘, 미각 장애에 시달렸고 먹는 행위 자체가 고통이었습니다. 그러나 먹지 않으면 생명을 유지할 수 없기에 그들은 억지로 식사해야만 했지요. 예전 모습을 찾아볼 수 없을 정도로 급격하게 살이 빠지고 구토와 설사로 고통받는 모습을 보며 '정말 위 전절제술 이외의 다른 방법은 없었던 걸까?'라는 생각이 들었습니다. 연구에 따르면 고령자의 경우 위를 전부 절제했을 때 심장병이나 뇌경색 등 위암 이외의 질환으로 사망하는 비율이 높다고 합니다. 겨우 위암을 극복했는데 다른 병으로 생명을 잃는 현실에 너무나 안타깝고 분한 마음이 들었습니다. 위 전절제술은 환자의 식욕을 빼앗고 삶의 의지까지 깎아내리는 수술입니다. '어떻게 하면 위를 전부 절제하지 않고 남길 수 있을까?', '영양 관리는 어떻게 해야 할까?' 저는 이 문제를 해결하기 위해 평생 고민하며 외과 의사의 길을 걸어왔습니다.

그래서인지 저를 찾아오는 세컨드 오피니언 환자들 대부분이 "위 전절제술밖에 방법이 없다고 들었는데 정말 전부 다 떼어내야 합니까?"라고 묻습니다. 세컨드 오피니언이란 첫 번째 의사의 설명, 즉 퍼스트 오피니언이 아닌 다른 의사의 두 번째 의견을 듣는 것을 말합니다. 오늘날 치료법은 매우 다양해졌습니다. 그중에서도 특히 암은 의료의 발전 덕분에 치료 후에도 계속해서 살아갈 수 있게 되었지요. 이제는 단순히 생명을 구하는 것을 넘어 '어떻게 치료할 것인가'가 중요한 시대입니다. 실제로 상담을 위해 찾아온 환자들의 자료를 분석해 보면 놀랍게도 열 명 중 아홉 명은 전절제술을 하지 않아도 되는 상황이었습니다. 먹는 일에 중요한 역할을 하는 위 일부를 남기고서도 암을 완전히 치료할 수 있는 사례가 전체의 90퍼센트에 달한 것입니다. 물론 위 일부를 남기는 수술은 난도가 높아 모든 외과 의사가 쉽게 시행할 수 있는 것은 아닙니다. 그러나 제가 개발한 수술법을 정확히 시행하고 수술 후 영양 치료와 재활을 철저히 진행한 결과 많은 환자가 다시 먹는 즐거움을 되찾고 건강하게 생활하고 있습니다.

2024년 7월 시모노세키시에서 열린 학회에서 저는 《위 전절제술 환자에 대한 식욕 보존 위절제술(Appetite Preserving Gastrectomy: APG)》이라는 새로운 수술법을 발표했습니다. 이 수술은 기존의 '위 전절제술 외에는 방법이 없다'라고 여겨지던 환자에게 적용할 수 있는 수술로 식욕을 관장하는 호르몬인 그렐린을 분비하는 위 일부를 남기는 방식입니다. 2023년 4월부터 10월까지 기타사토대학병원에서 열 명의 환자에게 이 수술을 시행한 결과, 수술 후에 한 달이 지나도 환자들의 식욕은 떨어지지 않았고 모두 충분한 식욕을 유지했습니다. 또한 근육량 감소도 관찰되지 않았지요. 이 수술은 안전하고 비교적 단순하며 세계 최초로 임상 효과가 입증된 수술법으로 큰 주목을 받았습니다. 저는 20년 이상 환자의 생명력과 활력을 지키기 위한 위암 치료에 전념해 왔고 이 수술법이 바로 그 노력의 결실이라고 생각합니다.

위 일부를 남김으로써 위암 수술을 받은 환자도 음식을 먹을 수 있습니다. 하지만 저의 '먹는 일'을 지키기 위한 노력은 단순히 수술에만 국한되지 않습니다. 앞서 언급했듯이 저는 외과 의사로서 영양과 치료가 동등하게 중요하다는 점을 오랜 경험을 통해 절실히 느껴왔습니다. 암연구회아리아케병원에 근무하던 시절에는 영양관리부를 운영하며 환자들의 영양 상태를 체계적으로 관리했고, 현재는 기타사토대학에서 상부 소화관 암 수술을 담당하는 동시에 영양부 부장을 겸임하고 있습니다. 또 의학부와 영양부가 공동 운영하는 영양학원을 통해 차세대 의사와 영양 관리사를 양성하고 있으며, 영양 관리를 담당하는 다 직종 전문가들로 구성된 NTS(Nutrition Support Team)의 필요성을 강조하고 그 중요성을 널리 알리고 있지요. 영양 치료는 필요한 영양소와 에너지를 충분히 섭취하지 못하는 병적 저영양 상태를 개선하는 치료법일 뿐만 아니라 환자의 삶의 질을 향상하는 중요한 의료적 접근법입니다. 이러한 영양학적 접근법은 환자가 아닌 사람들의 건강 유지에도 큰 도움이 됩니다.

먹는다는 것은 산다는 것입니다. 먹고자 하는 욕구는 살고자 하는 욕구이기도 합니다. 저는 이 먹고자 하는 욕구를 지탱하기 위해 30년이 넘는 시간 동안 소화기외과 의사로서 경험을 쌓아왔습니다. 앞으로도 위의 소중함과 건강한 위를 오래 유지하는 방법을 많은 사람에게 전하고자 합니다. 이 책에서는 더 많은 사람이 쉽게 이해할 수 있도록 의학 전문 용어를 최대한 줄이고 이해하기 쉬운 표현을 사용했습니다. 이를 통해 독자 여러분이 위의 소중함을 새롭게 깨닫고 몸과 마음을 더욱 아끼며 건강한 삶을 살아가기를 바랍니다.

히키 나오키

목차

들어가며   2

'먹는 일'을 지켜주는 위 ㅣ 위 전절제술 이외의 다른 방법은 없을까?

제1장   삶에 대한 욕구를 관장하는 위

위를 지키는 것은 '먹는 일'을 지키는 것   18

단순한 주머니가 아닌 위 ㅣ 위의 상부, 생명력의 원천 호르몬 '그렐린' ㅣ 위 전절제술을 하지 않는 것이 좋은 이유 ㅣ 만두만 한 크기의 위로도 먹을 수 있는 풀코스 요리

3,000회의 수술에서 배운 것   22

위의 다양한 모양새 ㅣ 위암의 주요 원인 '헬리코박터 파일로리균' ㅣ 고령인데도 깨끗한 위, 젊은데도 거친 위

제2장   우리 몸에 보내는 위의 경고

온갖 문제를 떠안는 위   28

위가 아플 때 위에서 일어나는 일 | 환자가 위가 아프다고 할 때 의사가 제일 먼저 떠올리는 것 | 위궤양을 초래할 수도 있는 일반의약품

움직임을 멈추는 위   32

위의 움직임이 멈추면 발생하는 문제 | 기능성 소화불량이란? | 위를 멈추게 하는 몸의 염증 | 스트레스가 위에 영향을 주는 이유

꾸준히 증가하는 역류성 식도염   36

섭취한 음식이 역류하는 이유 | 알칼리성이라 더 위험한 십이지장액 역류

역류성 식도염의 다양한 원인   39

당질 과다 섭취 | 역류 방지 밸브를 느슨하게 하는 흡연 | 내장 지방 증가 | 헬리코박터 파일로리균의 제균으로 인한 위산 증가 | 노화에 의한 전신 근력 저하 | 과식증 | 이유 없이 멈추지 않는 기침, 역류성 식도염이 원인?

위가 움직임을 멈추는 이유　　　　　　　　　　　43

위를 멈추게 하는 가장 큰 요인은 염증성 사이토카인 ｜ 과도한 접촉이 장기에 불러오는 합병증

건강검진에서 폴립이 발견된다면?　　　　　　　　46

위내시경으로 발견되는 폴립 ｜ 걱정되는 폴립과 걱정 없는 폴립의 차이 ｜ 유전되는 가족성 선종성 폴립증 ｜ 헬리코박터 파일로리균의 제균으로 사라지는 폴립

제3장　인체의 중심에서 기능하는 대단한 위

다재다능한 능력자, 위의 일곱 가지 역할　　　　52

인체를 움직이는 엔진은 'J자형' ｜ 근육으로 이루어진 위 ｜ 위의 소화·흡수 이외의 일곱 가지 역할

음식물이 여행하는 소화관   58

되돌아갈 수 있는 장기로 만들어진 입과 식도 ㅣ 음식을 먹으면 풍선처럼 크게 부풀어 오르는 위 ㅣ 강력한 위산에도 위가 녹지 않는 이유 ㅣ 강알칼리성 소화관인 십이지장

의외로 잘 모르는 위의 신비   63

대식가와 소식가의 차이는 위의 크기 차이 때문일까? ㅣ 공복일 때 왜 배에서 소리가 날까?

먹을 수 없게 되면 끝이다!   65

흡수되어야 몸속으로 들어갈 수 있는 음식물 ㅣ 소화·흡수할 수 있는 몸을 만들어주는 '먹는 일'

제4장 '먹는 일'을 지키는 영양과 근육

영양이 곧 치료   70

구사일생으로 살아남은 사람은 영양 상태가 좋은 사람 ㅣ 수술 가능 여부는 '2층까지 올라갈 수 있는가?'로 판단

저영양은 질병   **72**

원래 받던 치료를 지속하기 위한 영양 ㅣ 저영양을 진단하고 치료하는 시스템 ㅣ 수술 후에도 매우 중요한 음식과 섭취 방법

어떻게 해야 먹고 싶어질까?   **76**

병원식도 맛있게 변신! ㅣ 무엇을, 어떻게 바꿨길래 놀라울 만큼 잘 먹을 수 있게 되었을까? ㅣ '맛국물 경연대회'에서 시작된 시행착오 ㅣ 맛국물로 짠맛 조절 ㅣ 맛있는 비주얼을 위한 비결

맛있는 병원식 요리법   **85**

2023년 준 그랑프리 수상 메뉴의 가정용 요리법 ㅣ 2024년 준 그랑프리 수상 메뉴의 가정용 요리법

병에 걸리면 어떻게 먹어야 할까?   **90**

암에 걸리면 어떻게 먹어야 할까? ㅣ 집에서도 할 수 있는 영양식의 세 가지 포인트

평생 '먹을 수 있는 입' 지키기   **95**

'먹는 일'이 힘들어지는 섭식ㆍ연하 장애 ㅣ 집에서도 가능한 조리 아이

디어 ｜ 올바른 자세로 오연 예방 ｜ 오연성 폐렴으로 이어지는 '입의 쇠퇴' 예방하기

영양 저장고인 근육을 늘리는 방법   101

사르코페니아와 프레일 예방하기 ｜ 하루 6천 보 이상 걷기 ｜ 더 잘 걷는 방법 ｜ '자세 유지 근육'을 단련해 사르코페니아 예방하기 ｜ 잘 걷기 위해 항중력근 단련하기

집에서도 할 수 있다! 기타사토식 근력 유지 운동   106

집에서도 할 수 있는 간단한 근육 운동

운동법   109

① 손쉽게! 무릎 플랭크
② 누구나 할 수 있다! 의자 스쾃
③ 항중력근 단련! 무릎 펴기
④ 자세 개선! 발뒤꿈치 들기
⑤ 자세 유지 근육 단련! 허리 세우고 다리 들기
⑥ 앉아서도 할 수 있다! 간단 복근 운동

제5장 위암 치료의 현재와 미래

위암의 미래는?　　　　　　　　　　　　　　　　　　120

위암을 예방할 수 있는 시대 ｜ 감염으로 인한 암 중 1위는 위암 ｜ 위암 예방법은 단 세 가지

늘어나고 있는 십이지장암 · GIST　　　　　　　　122

십이지장암이 증가하는 이유 ｜ 20년 전에는 방치되었던 암 GIST ｜ 최대한 몸에 부담을 주지 않는 치료법 ｜ 내시경 검사의 안전성을 높인 '박하수'

질병을 치료하고 마음을 치유하기　　　　　　　130

병상 곁에 있는 임상 질문 ｜ 환자와 두 번 악수하는 이유 ｜ '생명을 연장하기 위한' 의료가 아닌 '인생을 즐기기 위한' 의료

마치며 136

참고 도서 139

삶에 대한 욕구를 관장하는 위

 ## 위를 지키는 것은 '먹는 일'을 지키는 것

단순한 주머니가 아닌 위

위는 단순히 음식물을 일시적으로 저장하는 주머니가 아니다. 위는 소화의 첫 단계이자 식욕을 관장하는 장기이다. 사람은 음식을 먹지 못하면 영양을 섭취할 수 없고 기력과 면역력이 모두 저하된다. 따라서 위를 지킨다는 것은 곧 '먹는 일'을 지키는 것이다. 필자는 외과 의사로서 '먹는 일'을 유지하기 위해 수술 시 불가피한 상황에서도 위를 최대한 남기는 것을 원칙으로 삼고 있다. 실제로 기타사토대학병원 상부소화관외과를 찾은 환자 대부분은 위를 보존한 채 회복되었다. 그렇다면 어떻게 우리는 암을 치료하면서도 위를 남길 수 있었을까?

위의 상부, 생명력의 원천 호르몬 '그렐린'

대식가와 소식가의 차이를 위의 크기 때문이라고 생각하는 경우가 많다. 그러나 실제로 위의 크기와 식욕은 직접적인 관련이 없다. 위가 크다고 많이 먹는 것도 아니고 작다고 식욕이 없는 것도 아니다. 위암 수술에서도 마찬가지다. 위를 많이 남긴다고 수술 후 식욕이 유지되는 것은 아니다. 예후를 크게 좌우하는 것은 위의 크기가 아니라 어느 부위를 남기느냐이다.

앞에서도 언급했듯이 위암으로 전절제술이 필요하다고 하더라도 최대한 남겨야 하는 핵심 부위가 있다. 바로 '위 상부'와 '위 궁륭부'이다. 큰 만두 정도 크기의 이 작은 부위는 식욕을 촉진하는 호르몬인 '그렐린'을 분비하는 곳이다. 이 궁륭부에서 분비된 그렐린은 뇌의 시상하부에 작용해 식욕을 자극하고 공복감을 느끼게 만든다. 그렐린의 약 90퍼센트는 이 위 궁륭부에서 분비되며, 이 부위가 남아 있는가는 식욕에 큰 영향을 미친다. 그렐린은 주로 먹는 일이나 하루의 리듬, 즉 아침·점심·저녁의 공복감에 따라 분비량이 조절된다. 위 궁륭부가 남아 있을 때 위가 비면 그렐린 분비가 증가하고 음식을 먹기 시작하면 다시 감소하는 식이다.

식욕을 유지하고 음식을 맛있게 먹으며, 영양 상태를 건강하게 유지할 수 있는지는 바로 그렐린의 존재 여부에 달려 있다. 수술 후 남은 위가 아무리 크더라도 그렐린을 분비하는 위 궁륭부가 없으면 식욕이 유지되지 않아 '먹는 일'에 문제가 생긴다. 따라서 삶의 활력을 위해서는 그렐린 분비를 지키는 것이 핵심이다. 암연구회아리아케병원의 조사에 따르면, 위를 전부 절제하는 전절제술 다음으로 체중 감소율이 큰 수술은 위의 60퍼센트를 남기는 위 분문부 절제술이다. 분문은 식도와 연결된 위의 상부 부위를 말한다. 이 절제술에서는 식욕 촉진 호르몬 그렐린 분비 부위인 위 궁륭부까지 제거한다. 그 결과 식욕이 유지되지 않아 체중이 급격히 감소하게 된다. 반면 위의 약 30퍼센트만 남기고 하부를 크게 절제하는 위 유문부 절제술이나 위의 약 20퍼센트, 만두 크기의 위 궁륭부만 보존하는 위 아전 절제술은 절제 범위가 넓음에도 불구하고 그렐린 분비 부위인 위 궁륭부를 제거하지 않아 체중 감소는 오히려 적다. 위 대부분을 절제하더라도 위 궁륭부를 보존하면 식욕을 유지할 수 있고 결국 '먹는 일'을 지킬 수 있다는 이야기다.

위 전절제술을 하지 않는 것이 좋은 이유

위 전절제술을 받은 환자들의 경과를 조사하면서 알게 된 사실이 있다. 위암 1기 환자의 5년 생존율은 97.4퍼센트에 달하지만 85세 이상에서 위 전절제술을 받았을 때는 약 60퍼센트로 급격히 낮아진다. 흥미로운 점은 이들의 주요 사망 원인이 위암이 아니라 심장병이나 뇌경색 등 다른 질환이었다는 사실이다. 왜 이런 일이 발생하는 걸까?

그 이유는 위 전절제술로 인해 식욕 촉진 호르몬인 그렐린을 분비하는 위 상부가 제거되기 때문이다. 이에 따라 식욕 저하와 미각 장애가 발생해 섭취량이 급격히 줄어들고 영양 상태가 나빠져 체중과 근육량이 감소하게 된다. 체중이 15퍼센트 이상, 근육이 5퍼센트 이상 감소하면 수술 후 항암 치료를 지속하기 어려워진다. 또한 위 전절제술 환자는 저혈당 위험이 크고 부교감신경 기능 저하로 몸과 마음이 회복되지 못한다. 충분한 휴식을 취하지 못하면 심장 기능이 약화하고 혈관이 막히는 질환으로 사망할 위험이 커진다.

오늘날 위암 수술은 기술이 발전해 고령자라 하더라도 영양 상태와 체력이 양호하다면 큰 문제 없이 수술할 수 있다. 하지만 위 전절제술은 최대한 피하는 것이 좋다. 위 전체를 절제하지 않고 만두 정도 크기의 그렐린 분비 부위만이라도 남겨둔다면 수술 후 환자의 삶의 질은 크게 달라진다.

만두만 한 크기의 위로도 먹을 수 있는 풀코스 요리

그렐린 분비 부위를 남기는 것에 대한 중요성이 지금처럼 명확히 밝혀지기 전, 즉 10년 이상 전부터 필자는 '위 상부에는 뭔가 특별한 것이 있다.'라는 느낌을 받았다. 그 계기는 친구 어머니의 위암 수술이었다. 당시 필자는 위의 80퍼센트를 절제하는 위 아전 절제술을 시행했는데, 수술 후 석 달 뒤 친구와 그의 90세 어머니와 함께 프랑스 레스토랑에서 저녁 식사를 하게 되었다. 친구의 어머니는 놀랍게도 풀코스 요리를 남김없이 깨끗하게 드셨다. 양이 많아 필자와 아내조차 주요리를 절반으로 줄여달라고 했을 정도였기에 더욱 놀라웠다.

그때 필자는 '분명히 이유가 있다.'라고 확신했다. 이론적으로 의학 교과서에서는 위를 소화의 첫 단계이자 음식을 저장하는 기관으로 설명하지만, 실제로는 위라는 저장 주머니가 없어도 문제없이 먹을 수 있다는 사실을 깨달았다. 장 전체의 길이는 6~9미터에 달하므로 위가 작아지거나 저장 기능이 약해지더라도 음식이 장으로 잘 흘러 들어가기만 하면 충분히 소화할 수 있다. 결국 중요한 것은 그렐린 분비를 유지해 식욕을 보존하는 것이다. 위가 아무리 작아지더라도 식욕만 있다면 얼마든지 음식을 맛있게 먹을 수 있다. 이 확신은 훗날 그렐린 분비 부위를 남기는 수술법을 개발하게 되는 결정적인 계기가 되었다.

그렐린이 분비되는 부위는 위의 다른 부위보다 암이 잘 발생하지 않는 부위이기도 하다. 그래서 남겨둘 의지만 있다면 남길 수 있는 방법은 얼마든지 있다는 사실을 알게 되었다. 위암을 확실하게 치료하면서도 그렐린을 분비하는 부위를 남기면 체중과 근력 저하를 막을 수 있다. 이 수술법이 널리 보급되어 환자들이 먹는 즐거움을 누리며 100세 시대를 건강하게 살아가길 바란다. 이러한 마음으로 필자는 지속적인 연구·개발과 후진 양성에 힘을 쏟고 있다. 필자의 오랜 바람은 점차 현실이 되어가고 있으며, 암연구회아리아케병원과 기타사토대학에서는 고령자 위암 환자에게 전절제술을 피하고 절제 범위를 최소화하는 수술이 활발히 시행되고 있다.

 3,000회의 수술에서 배운 것

위의 다양한 모양새

지금까지 3,000회 이상 위를 직접 관찰할 기회가 있었다. 최근에는 AI 기능을 탑재한 카메라가 위의 이상을 감지해 알려주는 기술도 등장했다. 그러나 암으로 발전할 가능성을 직감적으로 파악하는 능력은 아직 사람의 수준에는 미치지 못한다.

예전에 이런 일이 있었다. 한 기업의 CEO가 식사 자리에서 자신의 위

내시경 영상을 보여주며 상담을 요청했다. 그 영상은 회사 건강검진에서 촬영한 것으로, 언뜻 보기에 '위암으로 발전할 것 같은 위'처럼 보였다. 이에 필자는 그렇게 설명했고 그는 매우 놀라며 어떻게 해야 하는지 물었다. 필자는 일단 병원을 방문해 위암의 주요 원인인 헬리코박터 파일로리균 제균 치료를 받을 것을 권하며 반년마다 정기 검진을 받도록 했다. 하지만 진료실에서 다시 본 내시경 영상에서도 여전히 언제 암이 생겨도 이상하지 않은 모양새를 하고 있었다.

예상대로 3년 후 검진에서 위암이 발견되었다. 그것도 방치하면 스킬스 위암으로 발전할 가능성이 있는 악성도가 높은 암이었다. 초기 단계에 발견할 수 있었던 것은 행운이었다고 생각한다. 스킬스 위암은 일반적인 검진으로는 발견이 어렵고 진행 속도가 빨라 증상이 나타날 때쯤이면 이미 치료가 힘든 경우가 많다. 필자는 이 환자에게 그렐린 분비 부위를 손상시키지 않는 방법으로 위의 3분의 2를 절제하는 수술을 시행했다. 50세가 넘은 환자는 수술 후 순조롭게 회복했고 현재는 매우 건강하게 지내며 트라이애슬론까지 하고 있다.

이 사례는 여러 가지 행운이 겹쳤다고 할 수 있다. 그렇다면 '위암으로 발전할 것 같은 위'는 어떤 위일까? 바로 '점막이 거칠어진 위'이다. 위암을 일으키는 가장 큰 원인은 헬리코박터 파일로리균이다. 이 균에 감염되면 위 점막이 마치 황폐해진 밭처럼 거칠어진다. 위가 거칠어졌다는 것은 염증이 생겼다는 의미이며, 이러한 염증은 만성 위염으로 진행된다. 그리고 더 나아가 위 점막의 위축이나 장상피화생을 초래한다. 장상피화생은 위 점막이 장의 점막과 유사한 상태로 변하는 것을 말한다. 이런 '거친 위' 는 암으로 발전하기 쉬운 상태, 즉 위암 발생의 전 단계로 보고 있다. 그분의 위내시경 영상을 보는 순간 필자는 황폐해진 밭, 즉 헬리코박터균에 감염된 모양새임을 직감했다.

위암의 주요 원인 '헬리코박터 파일로리균'

일본에서는 매년 약 5만 명이 위암으로 생명을 잃고 있다. 2019년 기준 위암 환자는 약 12만 4,000명, 사망자는 약 4만 2,000명으로 환자 수와 사망자 수 모두 상위를 차지하고 있다. 다만 다른 암과 달리 위암은 주된 원인이 헬리코박터 파일로리균이라는 점이 분명하게 밝혀져 있다.

이 헬리코박터균은 40여 년 전인 1984년에 발견되었다. 그전까지는 강력한 위산의 살균 작용 때문에 위 속에서는 어떤 세균도 살 수 없다고 여겨졌으나, 호주의 의학자 로빈 워런과 배리 마셜이 이 상식을 뒤집었다. 그들은 위염 상태의 위 속에서 헬리코박터 파일로리균을 발견하고 배양에도 성공했다. 하지만 이 균이 위염의 원인이라는 가설은 처음에는 쉽게 받아들여지지 않았다. 이에 배리 마셜은 직접 이 헬리코박터균을 먹는 충격적인 실험을 감행했다. 실험 10일째 되는 날 마셜은 급성 위염에 걸려 복통에 시달리면서 그 가설을 입증했다. 이 공로로 두 사람은 2005년에 노벨 생리의학상을 받았다.

일본에서는 2000년대 이후 위암 대책으로 헬리코박터 파일로리균 제균 치료가 보험 적용을 받게 되었다. 먼저 2000년에 위궤양·십이지장 궤양 환자에 대해 보험이 적용되었고, 2010년에는 초기 위암의 내시경 치료 후 헬리코박터균 제균 치료에 적용되었다. 이어서 2013년에는 헬리코박터균 감염에 의한 위염에 대해 보험으로 제균 치료를 받을 수 있게 되면서 이제는 헬리코박터균 감염자라면 누구나 보험을 통해 제균 치료를 받을 수 있다.

예전에 헬리코박터균은 주로 10세 이하 어린 시절 가족 간의 타액이나 오염된 우물물 등을 통해 감염되었다. 현재는 위생 환경이 크게 개선되면서 젊은 층의 감염률은 낮아졌지만, 중장년층에서는 여전히 60~70퍼센트가 감염되는 것으로 알려져 있다. 또한 반려동물을 통한 감염에도 주의해야 한다. 개나 고양이가 입을 핥는 경우 헬리코박터균을 가진 반려동물로부터 감염될 수 있다. SNS에서 반려동물과 뽀뽀하는 사진을 올리는 사람을 종종 볼 수 있는데 이러한 행동은 감염 위험을 높일 수 있어 주의해야 한다.

위암은 중장년층 질환으로 생각하는 사람이 많지만, 의료 현장에서는 젊은 층의 발병 사례도 드물지 않게 확인되고 있다. 반려동물 등 예상치 못한 경로를 통한 헬리코박터균 감염이 원인이 될 수도 있다. 현재 정부에서 시행하는 위암 검진은 40세부터 시작되지만 젊은 사람들도 위암에 걸릴 가능성이 있으므로 헬리코박터균의 유무만이라도 확인해 두는 것이 좋다. 만약 감염되었다면 제균 치료를 하고 이후에는 정기적인 위내시경 검사를 통해 꾸준히 관리해야 한다.

고령인데도 깨끗한 위, 젊은데도 거친 위

헬리코박터 파일로리균은 위암의 원인으로 알려져 있으며 그 발견은 위에 대한 인식을 크게 바꾸었다. 예전에는 위가 거칠어 보이면 "나이 때문이죠."라고 말했지만, 실제로는 나이가 아니라 헬리코박터균 감염이 원인이었다. 실제 진료 현장에서 위내시경을 보면 헬리코박터균에 감염되지 않은 사람의 위는 80세가 넘은 고령자라도 비교적 깨끗한 경우가 많다. 반면 30대라도 헬리코박터균에 감염된 위는 이미 손상되어 거칠어진 경우가 많다. 즉, 위를 거칠게 하고 위암에 이르게 하는 것은 나이가 아니라 바로 헬리코박터균이다.

헬리코박터균은 대부분 젊은 시기에 감염되며, 한 번 감염으로 손상된 위는 원래 상태로 되돌릴 수 없다. 그렇다고 헬리코박터균을 제거했으니 위암을 예방할 수 있다고 생각하는 것은 큰 착각이다. 그러나 제균 치료 후 재감염되는 경우는 드무니 가능한 한 빨리 치료받는 것이 좋다. 가장 중요한 것은 위 점막이 손상되기 전 조기에 헬리코박터균 감염을 발견해 제거하는 것이다. 이미 감염으로 인해 위 손상이 진행되었다면 매년 정기 검사를 통해 꾸준히 확인해야 한다.

제2장

우리 몸에 보내는
위의 경고

 ## 온갖 문제를 떠안는 위

위가 아플 때 위에서 일어나는 일

1장에서는 주로 위암에 대해 다루었지만, 독자들은 위암보다 더 일상적인 위장 장애에 관심이 많을 것이다. 2장에서는 이러한 일상적인 위장 장애에 관해 설명하겠다.

위장 장애는 흔히 위통, 명치 부근의 통증인 가슴쓰림, 더부룩한 소화불량, 위산 과다 분비 등의 형태로 나타난다. 하지만 소화기외과 의사의 시각에서 보면 위장 장애는 크게 두 가지 원인으로 구분할 수 있다. 첫 번째는 위 점막이 공격 요인에 노출되어 손상되면서 생기는 장애다. 그리고 두 번째는 위 연동 운동, 즉 위가 수축과 이완을 반복하며 음식물을 이동시키는 운동의 기능 부전으로 위의 움직임이 멈추거나 느려지는 것이 원인이다.

위가 아프거나 가슴이 쓰릴 때는 대부분 '위 점막이 공격 요인에 노출되어 손상된 상태'이기 때문이다. 위에서는 종종 공격수와 수비수의 싸움이 벌어진다. 공격수는 바로 위산이다. 위산은 위액에 포함된 주요 성분 중 하나로, 음식물을 소화하고 음식과 함께 들어온 세균을 제거하는 역할을 한다. 그러나 이와 동시에 강한 산이기 때문에 위 자체를 손상시키는 공격 인자가 되기도 한다. 이를 막기 위해 위산이 분비될 때마다 점막 표면을 덮어 위산으로부터 보호하는 끈적한 점액을 함께 분비한다. 보통 위산은 음식물을 소화할 때 적정량 분비되지만, 과로하거나 스트레스를 받아 자율신경의 균형이 무너지면 위의 점막까지 녹일 정도로 위산 분비가 과도해지는 위산 과다 상태가 된다. 이때 끈적한 점액이 위산의 공격을 제때 방어하지 못하면 위 점막이 손상되어 염증이 생긴다. 그 결과 가슴쓰림, 더부룩함, 위통 등의 증상이 나타난다.

자율신경의 균형이 무너지는 원인으로는 과로와 스트레스 외에도 여름철 무더운 실외와 에어컨이 가동된 실내의 큰 온도 차도 들 수 있다. 이런 폭염 시기에는 특히 주의가 필요하다. 또한 여름에는 차가운 음료나 음식을 자주 섭취하게 되는데, 이를 과도하게 먹으면 위와 장에 부담을 줘서 복통이나 설사를 유발할 수 있다. 차가운 음식은 소화관을 빠르게 통과하면서 위와 장을 차갑게 만들어 위의 기능을 저하한다. 이에 따라 소화불량이 생기고 자율신경을 흐트러뜨리며 위 분비액의 균형이 무너져 위 점막에 염증이 발생한다. 실제로 바륨을 사용하는 위장 조영 검사에서도 바륨 액은 일정 온도를 유지한 따뜻한 상태로 제공된다. 이는 차가운 액체가 빠르게 통과하면 위에 부담을 주기 때문이다.

환자가 위가 아프다고 할 때 의사가 제일 먼저 떠올리는 것

　위가 아픈 환자가 병원을 찾았을 때 소화기 전문의가 가장 먼저 떠올리는 것은 위염이나 위궤양이다. 두 질환 모두 위 점막이 헐어 손상된 상태이지만 상처의 깊이는 다르다. 위염은 점막의 표면만 헐어 있지만, 위궤양은 상처가 점막을 넘어 더 깊은 층까지 도달한 상태로 내시경 검사에서 마치 깊게 팬 듯한 모습으로 보인다.

　위궤양의 대표적인 증상은 명치 부근의 통증이며, 이외에도 가슴쓰림, 더부룩함, 메스꺼움, 트림, 구토, 식욕 부진 등이 있다. 이러한 증상은 식사 후 일정 시간이 지난 뒤나 공복 상태에서 주로 발생한다. 때로는 갑작스럽게 극심한 통증이 나타나기도 하며, 토혈이나 하혈, 빈혈, 현기증, 두근거림, 호흡곤란 등의 증상이 동반되기도 한다. 이때 토혈은 위궤양 부위에서 출혈이 발생해 선혈이 입으로 나오는 상태를, 하혈은 항문을 통해 검은 피가 배출되는 상태를 의미한다. 위궤양이라고 해서 모든 환자가 통증을 느끼는 것은 아니다. 특히 일부 환자는 통증을 거의 느끼지 못한 채 병이 진행되어 갑작스럽게 토혈하면서 그제야 병을 자각하기도 한다.

　과거에는 위궤양의 원인을 스트레스나 과음·과식이라고 생각하는 경우가 많았지만, 현대 의학에서는 헬리코박터 파일로리균 감염과 비스테로이드성 소염진통제인 NSAIDs가 주요 원인이라는 사실이 밝혀졌다. 헬리코박터균은 위 점막에 서식하는 세균으로, 위궤양뿐만 아니라 만성 위염을 일으키는 것으로도 알려져 있다. 또 만성 위염에 의해 위 점막 염증이 지속되면 위암으로 발전할 수도 있다. 위궤양의 또 다른 원인인 NSAIDs는 열을 내리고 통증이나 염증을 완화하기 위해 복용하는 약으로 흔히 진통제라고 한다. 이 약의 복용으로 위궤양을 유발할 수 있다.

위궤양을 초래할 수도 있는 일반의약품

의료기관에서 처방되는 NSAIDs에는 록소프로펜(록소닌), 다이클로페낙(볼타렌), 인도메타신(인타신), 이부프로펜(부루펜) 등이 있다. 이들은 두통, 생리통, 어깨 결림, 요통 등 다양한 통증 완화에 사용된다. 시판 진통제에도 이 성분이 포함된 경우가 많아 많은 사람이 이름을 들어본 적이 있을 것이다. NSAIDs는 통증 물질인 프로스타글란딘의 생성을 억제하는 데 효과적이다. 그러나 프로스타글란딘은 동시에 위 점막을 보호하는 역할도 하므로 이 물질의 생성을 억제하면 결과적으로 위산으로부터 점막을 보호하는 기능이 저하되어 손상되기 쉬운 상태가 된다. 의료기관에서는 NSAIDs를 처방할 때 위 점막 보호제를 함께 처방하는 경우가 많지만 그런데도 최근에는 NSAIDs 복용으로 인한 위궤양 발생 사례가 증가하고 있다.

스테로이드는 체내에서 생성되는 호르몬이나 그와 유사한 작용을 하는 화합물로 강력한 효과가 있지만 부작용과 의존성 위험이 있어 사용 시에는 반드시 의사와 상담해야 한다. 반면 비스테로이드는 비교적 가벼운 통증 완화에 사용되는 약으로 스테로이느보나는 안전하지만, 님용 시 위

통을 일으킬 위험이 있어 주의해야 한다. 위 통증을 호소하는 환자에게는 보통 위산 분비를 억제하는 제산제를 처방한다. 제산제는 오래전부터 사용되어 온 약물로, 위 점막을 보호하는 가장 효과적인 방법으로 알려져 있다.

 ## 움직임을 멈추는 위

위의 움직임이 멈추면 발생하는 문제

위장 장애에는 크게 두 가지 유형이 있다. 앞에서 첫 번째 유형인 위 점막 손상에 관해 설명했으니 이번에는 두 번째 유형인 연동 운동 기능 부전에 관해 설명하겠다. 연동 운동 기능 부전은 말 그대로 위의 연동 운동이 제대로 작동하지 않아 위가 움직이지 않는 상태를 말한다. 위의 움직임이 느려지면 음식물이 십이지장으로 이동하는 속도가 늦어지고 그 결과 위 속에 음식물이 오래 머물게 되어 소화 불량을 일으킨다. 통증은 없지만 입맛이 없거나 식후에 메스꺼움을 느끼는 증상이 나타날 수 있으며, 이러한 증상은 연동 운동 기능 부전일 가능성이 높다.

식욕이 조금이라도 있다면 알코올이나 기름진 음식, 향신료가 들어간 자극적인 음식, 차가운 음식 등 위에 부담을 주는 음식은 삼가고 위에 부담이 적은 음식을 섭취해야 한다. 특히 향신료 중 캡사이신은 적당히 섭취하면 위에 적절한 자극을 줘서 연동 운동을 촉진하는 효과가 있지만, 과도하게 섭취하면 오히려 위나 장에 문제를 일으키거나 설사를 유발할 수 있다. 연동 운동 기능 부전으로 인한 소화 불량은 대부분 시간이 지나면 자연히 해소되지만, 증상이 오래 지속되거나 반복되거나 메스꺼움·구토가 동반될 때는 다른 질환의 가능성을 고려해 조기에 진료받는 것이 중요하다.

기능성 소화불량Functional Dyspepsia이란?

위의 연동 운동 기능 부전으로 발생하는 질환 중 하나가 기능성 소화불량이다. 필자의 전문 분야는 아니지만 2013년부터 건강보험 적용을 받게 되었으며, 현재는 10명 중 1명이 기능성 소화불량이라고 한다. 위내시경 검사에서는 아무런 이상이 발견되지 않지만 더부룩함이나 식사 시작 후 금방 배가 불러 필요한 양을 먹지 못하는 상태인 조기 포만감, 명치 통증 등의 증상이 만성적으로 나타나는 경우가 있다. 기능성 소화불량은 약물 치료나 생활 습관 개선을 통해 비교적 쉽게 치료할 수 있으므로 증상이 장기간 지속된다면 소화기내과를 찾아 진료받는 것이 좋다.

치료는 증상의 양상에 따라 달라지는데, 명치 부근의 통증이나 화끈거림 같은 심와부 통증 증후군에는 위산 분비를 억제하는 위산 분비 억제제가 주로 사용된다. 위산 분비 억제제에는 프로톤 펌프 억제제나 H_2 수용체 길항제가 있다. 반면 더부룩함이나 조기 포만감에는 위의 기능을 개선하는 소화관 운동 기능 개선제가 사용된다. D_2 수용체 길항제, 이세틸콜

린에스테라아제 억제제 등이다. 또 정신적인 요인이 크게 관련되어 있다고 판단될 때는 항불안제나 항우울제, 한방 약제인 육군자탕 등을 처방하기도 한다. 더불어 헬리코박터 파일로리균 감염이 확인되면 제균 치료를 받는 것이 권장된다.

기능성 소화불량은 생활 습관과 밀접한 관련이 있다. 기름진 음식을 줄이고 과식이나 자극적인 음식의 과도한 섭취를 피하며, 스트레스를 쌓지 않도록 관리하는 것이 중요하다. 이와 함께 금주와 금연, 수면의 질 개선 등 생활 습관을 개선함으로써 증상을 완화할 수 있다.

위를 멈추게 하는 몸의 염증

위장 장애는 위 점막의 염증과 연동 운동 기능 부전으로 나뉘지만, 사실 이 두 가지는 별개의 문제가 아니다. 위궤양이나 위염과 같은 염증이 생기면 위는 반드시 움직임을 멈춘다. 이는 손상을 더 악화시키지 않기 위해 위가 자신을 스스로 보호하는 반응이라 할 수 있다. 야생 동물이 다치거나 병에 걸리면 아무것도 먹지 않고 회복할 때까지 가만히 있는데, 소화나 흡수에 사용하는 에너지를 아껴 회복에 집중하기 위해서다. 인간의 몸에서도 같은 현상이 일어난다고 할 수 있다. 이와 같은 현상은 위뿐만 아니라 췌장에 염증이 생기는 췌장염, 쓸개에 염증이 생기는 쓸개염, 대장에 염증이 생기는 대장염에서도 연동 작용으로 위의 움직임이 멈추게 된다.

스트레스가 위에 영향을 주는 이유

환자 중에는 직장 문제나 인간관계 등으로 갑자기 스트레스를 받았을 때 위를 찌르는 듯한 강한 통증을 느끼고 '위에 구멍이 난 것 같다.'라고 생각해서 병원을 찾는 경우가 있다. 하지만 실제로 위에 구멍이 나는 일은 드물다. 의학적으로 '위 천공'이라 부르는 상태는 극심한 통증을 동반해 환자가 스스로 '위에 구멍이 난 것 같다.'라고 말할 수 없을 정도로 고통스럽다. 그렇다고 해서 환자가 자가 판단을 해서는 안 되며, 이상을 느꼈다면 먼저 의료기관에서 진료받아야 한다.

누구나 스트레스로 인해 위가 아팠던 경험이 있을 것이다. 예상치 못한 힘든 사건이나 감당하기 어려운 압박 등의 스트레스는 자율신경의 기능을 저하하고 위산 분비의 균형을 무너뜨려 위를 손상시킨다. 실제로 이를 확인하기 위해 쥐 스트레스 실험이 진행된 적이 있는데, 이는 쥐를 상자에 가두고 물에 잠기게 해 극심한 스트레스를 유발하는 잔인한 방식이었다. 그 결과, 물에 빠지는 극심한 스트레스에 노출된 쥐의 위와 장은 움직임을 멈추고 염증 반응이 일어났다는 논문이 남아 있다.

이는 사람 또한 심한 스트레스 상황에 놓이면 위와 장의 움직임이 멈추고 염증이 발생할 수 있음을 시사한다. 위가 스스로 의식을 가지고 움직임을 멈추는 것은 아니지만 심각한 스트레스를 받을 때는 음식물이 들어와도 '지금은 도저히 소화할 수 없다.'라는 신호를 보내기 위해 움직임을 멈춘다고 할 수 있다.

자율신경에는 교감신경과 부교감신경이 있는데 교감신경은 '전쟁 신경', 부교감신경은 '평화 신경'이라고 한다. 교감신경이 우세해지면 몸은 전투 태세에 들어가며 동공이 수축하고 심장이 빠르게 뛴다. 손에 땀이 나는데 몸 전체에는 땀이 잘 나지 않는다. 이때 위와 장의 움직임이 멈추게 된다. 전쟁이 한창일 때는 음식을 소화할 여유가 없기 때문이다. 그러므로 전쟁 신경인 교감신경이 우위에 있을 때는 위와 장도 멈추게 된다. 반대로 평화 신경인 부교감신경이 우세한 상태가 되면 위도 활발히 움직이고 소화도 원활하게 이루어진다. 이때는 음식도 섭취할 수 있고 동공은 확대되며 몸은 이완 상태가 된다. 손바닥의 땀은 줄어들고 대신 몸에서 자연스럽게 땀이 난다.

질병이나 염증이 생겼을 때도 교감신경이 우세해져서 위와 장의 움직임이 멈추는 현상이 나타난다.

꾸준히 증가하는 역류성 식도염

섭취한 음식이 역류하는 이유

똑같이 위의 통증이나 불쾌감이라고 해도 그 증상과 원인은 다양하다. 그러나 위가 쓰릴 때는 역류성 식도염을 의심해 볼 수 있다. 역류성 식도염은 위산을 포함한 위 속 내용물이 식도로 역류해 가슴쓰림 혹은 쓴맛이나 신맛이 올라오는 증상인 신물 역류 등을 유발하는 질환이다. 과거에는 중장년층에서 주로 나타났지만, 최근에는 20대 환자도 늘고 있다. 이 질환은 음식물이 식도에서 위로 들어가는 입구에 있는 '역류 방지 밸브'의 고장으로 밸브가 느슨해지면서 발생한다. 식도 벽이 거칠어지면 이러한 증상이 나타나는데, 역류 방지 밸브를 느슨하게 만드는 원인으로는 흡연이나 서구화된 식습관 등을 들 수 있다. 대표적인 증상은 가슴쓰림과 신물 역류지만 이 외에도 다음과 같은 증상이 있다.

〈명치 · 가슴 · 등의 통증〉
역류 방지 밸브가 있는 분문부는 명치 부근에 자리 잡고 있다. 그래서 이 부위에 염증이 생기면 명치와 가슴, 등에서 통증을 느낄 수 있다. 또 협심증처럼 가슴이 조여오는 듯한 통증이 나타나기도 한다.

〈목이 칼칼함, 기침이 나옴, 목소리가 쉼〉
역류한 위산이 목까지 올라와 염증을 일으키면 목이 칼칼해지거나 기침이 잦고 목이 아프지 않아도 쉰 목소리가 지속되는 증상이 나타난다.

〈목 · 가슴에 무언가 걸린 듯한 느낌이 듦〉
목이나 가슴에 뭔가 걸린 듯한 느낌이 들기니 혹이 생긴 것처럼 음식물이 잘 넘어가지 않는 느낌이 들 수 있다.

역류성 식도염은 가슴이 쓰린 증상 외에도 가슴 통증, 목의 이물감, 쉰 목소리, 잦은 기침 등 여러 가지 증상으로 나타날 수 있다.

알칼리성이라 더 위험한 십이지장액 역류

역류성 식도염은 위의 입구에 있는 역류 방지 밸브가 망가지고 느슨해져 위산이 식도로 역류하면서 식도 벽을 손상시키는 질병이다. 그러나 위산만 역류하는 것은 아니다. 특히 십이지장액, 즉 담즙과 췌액이 섞인 강력한 알칼리성 소화액이 위로 역류해 오고 여기에 위산까지 더해져 식도까지 올라오는 경우가 있다. 이 소화액은 조직을 심하게 손상시키기에 식도에 닿으면 가슴쓰림, 메스꺼움 등의 증상이 나타나며 심하면 흉통까지 발생할 수 있다.

알칼리성인 십이지장액의 역류가 더 위험한 이유는 위산을 억제할 수 있는 제산제는 개발되어 있지만 알칼리성 소화액을 억제하는 약은 아직 없기 때문이다. 또한 위산 역류와 십이지장액 역류는 증상이 비슷해 겉으로는 어떤 액체가 역류했는지 구분하기 어렵다. 이를 구별하기 위해서는 내시경 검사를 해야 한다. 역류한 액체가 황색이라면 알칼리성 소화액이 역류한 것이다. 이 외에도 코로 관을 삽입해서 십이지장·위·식도의 pH를 측정하는 마노메트리 검사도 있다. 하지만 이 검사는 절차가 복잡하고 하루 정도 입원해야 하며 검사를 시행할 수 있는 의료기관도 적어 현실적인 방법이라고 할 수 없다. 따라서 조직 손상 정도가 심하고 조절이 힘든 십이지장액 역류성 식도염은 소화기 전문의로서도 치료가 쉽지 않은 불편한 질환이라고 할 수 있다.

 역류성 식도염의 다양한 원인

당질 과다 섭취

역류성 식도염이 증가하는 주요 원인 중 하나는 스트레스로 인한 교감신경의 우세로 위와 십이지장의 움직임이 멈추는 것이다. 그 결과 위에 쌓인 소화액이 역류하게 된다. 그러나 스트레스 외에도 당질 과다 섭취, 흡연, 자극적인 음식 과다 섭취, 내장 지방형 비만 증가, 헬리코박터 파일로리균 감염자 감소, 노화 등도 주요 원인으로 꼽힌다.

최근 특히 주목받는 원인은 바로 당질 과다 섭취이다. 과거에는 서구화된 식습관으로 인해 기름진 음식, 즉 고지방식 섭취의 증가가 역류성 식도염의 원인으로 여겨졌으나 최근 연구에서는 기름진 음식보다 당질의 과다 섭취가 더 큰 문제라는 점이 밝혀지고 있다. 그 이유는 지방은 체내에 섭취되어도 혈당을 천천히 상승시키는 반면 당질은 혈당을 급격히 올린 후 빠르게 떨어뜨려 혈당 스파이크를 유발하기 때문이다. 이 과정에서

혈당이 급격히 떨어지면 저혈당 상태가 되는데 저혈당은 교감신경을 과도하게 자극해 소화관의 연동 운동을 저하한다. 결국 위와 십이지장의 움직임이 느려지고 위에 남은 음식물이 식도로 역류하게 된다.

즉 당질을 과다 섭취하면 혈당 스파이크를 유발하고 이 과정에서 저혈당 상태가 되면 교감신경이 우세해지면서 소화관 기능이 저하되어 음식물이 역류하는 것이다.

역류 방지 밸브를 느슨하게 하는 흡연

흡연은 소화관의 기능과 환경에 다양한 영향을 줘서 역류성 식도염을 일으키는 원인으로 작용한다. 특히 문제가 되는 것이 담배 연기에 포함된 니코틴이라는 화학물질이다. 니코틴은 식도와 위 사이에 있는 하부 식도 괄약근을 느슨하게 만들어 위산이 식도로 쉽게 역류하게 만드는 원인이 된다. 또한 니코틴은 위산 분비를 증가시키는 동시에 타액 분비를 감소시켜 식도 점막의 방어력을 약화하며, 복압을 높이는 작용까지 하는 등 여러 측면에서 역류성 식도염의 위험성을 증가시킨다.

술이나 커피 등 자극적인 음식의 과도한 섭취 역시 증상을 악화하는 요인이다. 특히 캡사이신은 적정량일 때는 역류를 줄이는 데 도움이 되지만, 과도하게 섭취하면 위산을 과잉 분비해 오히려 역류를 유발할 가능성이 있다.

내장 지방 증가

위와 장 주변에 쌓이는 내장 지방이 증가하면 복부 압력이 높아져 위를 바깥쪽에서 누르는 힘이 강해진다. 이러한 상태는 위를 풍선에 비유했을 때 바깥에서 세게 누르는 것과 같아 음식이 들어가도 위가 충분히 팽창하지 못하게 만든다. 결과적으로 위가 외부 압력에 눌려 역류하기 쉬운 상태가 된다. 내장 지방은 나이가 들수록 증가하는 경향이 있다.

헬리코박터 파일로리균의 제균으로 인한 위산 증가

과거 일본인 대부분은 헬리코박터 파일로리균에 감염되었으며 이에 따라 위축 위염이 생겨 위산 분비량이 적었다. 위산이 적으니 역류하는 위산도 적었고 그 결과 역류성 식도염도 드물었다. 하지만 최근에는 위생 환경이 개선되면서 헬리코박터균 감염이 줄고 위암 위험을 낮추기 위해 제균 치료를 받는 사람이 늘어나 헬리코박터균 감염률이 급격히 감소했다. 그 결과 위산 분비량이 예전보다 정상 수준으로 회복되었다. 여기에 내장 지방 증가나 식습관 변화 등의 요인이 더해지면서 역류성 식도염 환자가 증가하고 있다.

노화에 의한 전신 근력 저하

최근에는 나이와 상관없이 젊은 층에서도 역류성 식도염이 증가하고 있다. 그러나 원래 이 질환은 고령자에게서 흔히 나타나는 증상이었다. 그 이유는 나이가 들수록 소화관의 연동 운동이 약해져 소화가 원활하지 않게 되고 그 결과 위가 더부룩하거나 변비가 생기기 쉬워지기 때문이다. 또한 등이 굽어 자세가 앞으로 숙여지면 위의 출구 부근에 음식물이 정체되어 복부를 압박하게 된다. 이에 따라 역류가 발생할 가능성이 커진다. 결국 근력 저하는 위 기능에도 직접적인 영향을 미친다.

필자는 위외과 전문의로서 환자의 건강 회복과 유지를 위해 영양 상태와 근력 강화의 중요성을 강조한다. 그래서 근력 향상을 위한 물리치료사와의 협력도 병행하고 있다. 이러한 내용은 4장에서 자세히 설명하도록 하겠다.

과식증

역류성 식도염의 원인 중 간과하기 쉬운 것이 바로 섭식 장애이다. 섭식 장애에는 주로 거식증이라고 부르는 신경성 무식욕증과 폭식증으로도 불리는 신경성 과식증이 있다. 이 중 후자는 99퍼센트 이상이 역류성 식도염을 동반하는 것으로 알려졌다. 폭식증 환자는 과도하게 음식을 섭취한 후 손가락을 이용해 억지로 구토하는 행동을 반복한다. 이러한 상황이 습관화되면 식도와 위 사이의 역류 방지 밸브가 느슨해져 역류성 식도염이 발생하기 쉬운 상태가 된다. 섭식 장애는 정신적인 질환이기 때문에 이에 따라 발생한 역류성 식도염은 소화기내과가 아닌 정신과 또는 신경내과에서 치료해야 한다.

이유 없이 멈추지 않는 기침, 역류성 식도염이 원인?

역류성 식도염은 음식물이 위산이나 십이지장액과 함께 역류하는 질환이다. 그 역류가 식도를 넘어 목까지 올라오면 천식처럼 기침이 나오기도 한다. 이런 경우 대부분이 호흡기내과나 이비인후과를 찾는다. 그러나 그 원인이 역류성 식도염일 때는 CT를 촬영해도 이상이 발견되지 않아 단순히 기분 탓으로 돌리기도 한다. 위산 또는 십이지장액이 목까지 올라와 이를 흡입하면 기침이 나거나 폐렴으로 이어질 수도 있다. 이는 호흡기내과나 이비인후과에서 진료받아도 원인을 발견하지 못하는 경우가 많다. 그러므로 주변에 이유 없이 기침이 멈추지 않는 사람이 있다면 역류성 식도염 가능성을 알려주는 것이 좋다.

 위가 움직임을 멈추는 이유

위를 멈추게 하는 가장 큰 요인은 염증성 사이토카인

위의 연동 운동이 멈추는 원인은 다양하지만 가장 큰 원인은 염증이다. 감기나 숙취 등으로 염증이 생기면 위의 움직임이 갑자기 정지한다. 위는 보통 1분에 3~4회 정도 연동 운동을 하지만 염증이 생기면 그 횟수가 점점 줄어들다 결국 완전히 멈추게 된다.

염증과 관련된 몸의 소설 물질인 사이도가인 기운데 염증 반응을 촉진하는 것을 염증성 사이토카인이라고 한다. 염증성 사이토카인은 면역 세포가 감염이나 외상으로부터 생명을 지키기 위해 분비하는 단백질이다. 이 물질은 통증·부기·열과 같은 염증 반응을 일으켜 손상된 조직을 회복하는 데 중요한 역할을 한다. 이러한 반응은 당사자에게는 불편을 주지만 생명을 지키기 위한 필수적인 방어 메커니즘이다.

정신적인 스트레스 또한 일종의 염증이라고 할 수 있다. 앞서 설명한 쥐 실험에서도 스트레스를 받은 쥐의 몸속에서는 염증의 원인인 염증성 사이토카인이 지속해서 생성되는 것이 확인되었다. 결국 정신적인 스트레스 역시 염증 반응을 일으켜 위와 장의 움직임을 멈추게 하는 요인으로 작용하는 셈이다.

과도한 접촉이 장기에 불러오는 합병증

생명을 지키기 위해 통증·부기·열과 같은 염증 반응은 필수적이지만, 염증성 사이토카인은 신체에 큰 부담을 주기 때문에 최소한으로 억제하는 것이 바람직하다. 예를 들어 위를 포함한 모든 장기는 외과수술 시 처음으로 사람의 손에 닿게 된다. 원래 사람의 손에 닿을 일이 없는 장기를 외과 수술하는 것은 병이나 상처를 치료하기 위한 것이지만 동시에 큰 상처를 입히기도 한다. 그 결과 수술이 끝난 후에는 염증성 세포가 몰려들어 장기를 보호하려고 한다. 이는 수술한 위뿐만 아니라 장, 췌장, 폐 등 다른 장기에서도 나타난다.

장기는 손의 접촉 자체를 스트레스로 인식하기 때문에 몸은 이를 방어하려는 반응을 일으킨다. 이는 스트레스 정도의 문제로, 만약 수술 중 소장을 과도하게 건드리면 위와 장의 움직임이 모두 멈추고 심한 경우 폐에 염증이 생겨 폐부종이나 폐렴 등 전신적 합병증이 발생할 수도 있다. 원래는 보호하려고 하는 반응이지만 반대로 몸에 해로운 영향을 줄 수도 있다. 위와 장, 췌장도 외과수술이 아닌 한 손에 닿을 일이 없으므로 가능한 한 접촉을 최소화하는 것이 중요하다.

이 내용은 필자가 약 25년 전 논문으로 발표한 내용으로, 당시까지만 해도 장기와 직접 접촉해서는 안 된다는 인식이 없었다.

복강경 수술은 개복 수술과 달리 배를 열지 않고 작은 구멍을 통해 기구를 삽입해서 수술하는 방식이다. 논문이 알려지기 전에는 복강경 수술이 상처가 작고 위나 장이 공기에 노출되지 않기 때문에 개복 수술보다 신체 부담이 적다고 여겨졌다. 그러나 필자의 연구 결과에 따르면 상처의 크기나 공기 노출 여부보다 장기에 손이 직접 닿지 않도록 하는 것이 중요하다는 사실이 밝혀졌다. 이 내용을 증명하기 위해 돼지를 대상으로 실험한 결과 복강경 수술에서 작은 기구만 사용하는 경우와 손으로 직접 장기를 만진 경우는 염증 발생과 복수가 차는 정도에서 큰 차이를 보였다.

이 결과는 영국 의학 저널에 게재되었고 이후 개복 수술 시 공기 노출보다 손으로 장기를 만지는 행위가 신체에 더 큰 부담을 준다는 사실이 널리 알려지게 되었다. 결국 복강경 수술의 가장 큰 장점은 상처 크기나 공기 노출이 아니라 장기에 최소한의 접촉만 한다는 점에 있었다.

필자는 장기가 사람의 손에 과도하게 닿으면 비명을 지르는 듯한 반응을 보인다고 느꼈다. 실제로 장기를 지나치게 만지면 장기 마비와 유사한 마비성 장폐색이 발생해 장의 움직임이 정지한다. 위나 장을 과도하게 만지는 수술을 받으면 수술 후 일정 기간 식사를 하지 못하고 장의 움직임이 멈추며 변이나 가스가 나오지 않는 증상이 이어질 수 있다. 반면 복강경 수술처럼 장기에 최소한으로 접촉하는 수술은 합병증이 거의 없다.

필자는 장기에 최대한 손을 대지 않고 부담을 주지 않는 수술법을 널리 알리는 것을 평생의 과업으로 삼고 지금도 노력하고 있다. 장기는 원래 사람 손이 닿아서는 안 되는 신성한 장소이며, 외과 의사는 불가피하게 손을 대야 할 때도 극히 최소한의 접촉만 해야 한다는 점을 항상 명심해야 한다.

건강검진에서 폴립이 발견된다면?

위내시경으로 발견되는 폴립

40세 이상이라면 대부분 직장에서 매년 건강검진 시 위내시경이나 바륨으로 위장 조영 검사를 받게 된다. 2016년 2월 후생노동성이 발표한 '암 예방 중점 건강 교육 및 암 검진 시행 지침'에서 기존의 위장 조영 검사와 함께 위내시경 검사를 위암 검진에 권장한다고 명시했다. 이후 전국의

시·읍·면, 검진 센터, 병원, 클리닉 등에서 위내시경을 도입하는 곳이 급격히 증가했다. 이와 함께 위 폴립이라는 용어 또한 널리 알려지게 되었다.

위 폴립은 병명이 아니라 위의 점막 표면에서 돌출된 줄기를 가진 구형의 종기를 의미한다. 위내시경으로 관찰하면 위 내부의 점막 일부가 불룩하게 솟아올라 사마귀처럼 보이는 것을 확인할 수 있다. 위 폴립이 생기는 원인은 노화, 헬리코박터 파일로리균 감염, 유전적 요인 등 다양하다. 또한 위는 스트레스나 식생활의 영향을 받기 쉬운 기관으로 손상된 점막이 회복되는 과정에서 폴립이 형성되기도 한다.

걱정되는 폴립과 걱정 없는 폴립의 차이

위내시경 검사에서 폴립이 발견되면 이를 제거해야 할지 말아야 할지 고민이 생긴다. 대부분의 위 폴립은 양성으로 암으로 발전할 위험은 거의 없다. 그러나 모든 폴립이 반드시 양성이라고 단정할 수는 없다.

위 폴립은 크게 두 가지로 나뉜다. 그중 하나는 양성인 위저선 폴립으로, 위의 상부에 생기며 주로 헬리코박터 파일로리균에 감염되지 않은 위에서 발생하는 것이 특징이다. 위암 검진이나 위내시경, 위장 조영 검사에서 발견되는 폴립 대부분은 위저선 폴립으로 암으로 발전할 가능성이 거의 없다. 2센티미터 이상의 큰 폴립은 예외지만 대부분은 5밀리미터 이하의 작은 크기여서 방치해도 문제가 되지 않는다.

필자가 근무하는 병원에서는 세포를 채취하고 검사해서 악성이 아니라는 것을 확인한다. 많은 환자가 걱정되어 급히 상담받으러 오지만 대부분은 "그냥 놔두셔도 괜찮습니다. 점 같은 것이니 신경 쓰지 않아도 됩니다."라고 설명한다.

또 다른 하나는 과형성 폴립으로, 주로 위의 중간에서 아랫부분에 생기며 헬리코박터균에 감염된 위에서 흔히 발생한다. 대부분은 양성이지만 크기가 지나치게 큰 경우에는 암으로 발전할 가능성도 있다. 겉보기에는 과형성 폴립처럼 보여도 실제로는 암인 경우도 있다. 따라서 2센티미터 이상인 폴립은 반드시 세포를 채취해 정밀 검사를 해야 한다.

또한 폴립이 커지면 출혈을 동반하기도 하며 이에 따라 빈혈이 생길 수도 있다. 과형성 폴립과 위저선 폴립 모두 출혈 위험이 있을 수 있으나 상대적으로 과형성 폴립의 출혈 가능성이 더 높다. 특히 일부가 암으로 발전하는 과형성 폴립은 해당 부위에서 출혈이 발생하는 경우가 많다. 출혈 위험이 큰 폴립은 외관상으로도 위험해 보이는 특징이 있다. 걱정할 필요가 없는 폴립은 매끈하지만, 출혈 가능성이 있는 폴립은 작고 울퉁불퉁한 형태를 띤다.

유전되는 가족성 선종성 폴립증

또 우려되는 폴립 중 하나가 유전성 질환인 가족성 선종성 폴립증이다. 이 질환은 전신의 다양한 점막에 융기성 병변인 폴립이 100개 이상 생기는 상태를 말한다. 이러한 폴립은 대장뿐 아니라 위, 십이지장 등 다른 소화관에서도 다발성으로 사마귀 모양의 혹이 생기는 것이 특징이다. 이를 치료하지 않고 방치하면 암으로 발전할 가능성이 있으므로 주의 깊게 경과를 관찰할 필요가 있다.

검진에서 폴립이 발견되었지만 의사로부터 걱정할 필요 없다는 말을 들었다면 이후에는 1년에 한 번 위내시경 검사만 받아도 대부분은 걱정하지 않아도 된다. 다만 이는 여러 해 동안 방치해도 된다는 의미는 아니다. 대부분의 위저선 폴립은 양성이지만 드물게 암으로 발전하는 사례도 있다. 이에 따라 후생노동성은 50세 이상은 2년에 한 번 위내시경 검사를 받을 것을 권장하고 있다.

헬리코박터 파일로리균의 제균으로 사라지는 폴립

폴립 중에는 헬리코박터 파일로리균을 제균하면 사라지는 예도 있다. 특히 헬리코박터균에 감염된 위에서 자주 발생하는 과형성 폴립은 헬리코박터균을 제균하면 높은 확률로 자연 소실되기도 한다. 물론 모든 폴립이 사라지는 것은 아니지만 예방 차원에서 헬리코박터균 제균은 위 건강을 지키는 데 큰 도움이 된다.

제3장

인체의 중심에서 기능하는 대단한 위

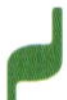 ## 다재다능한 능력자, 위의 일곱 가지 역할

인체를 움직이는 엔진은 'J자형'

2장에서는 위의 다양한 문제에 관해 설명했다. 위는 간과 신장, 췌장 등 다른 장기에 비해 작은 이상이라도 우리에게 필사적으로 알리려고 하는 '말 많은 장기'이다. 말이 많다는 것은 그만큼 생명 유지에 중요한 장기라는 증거다. 그런데 정작 위가 어떤 존재인지 제대로 알고 있는 사람은 많지 않은 것 같다.

예를 들어 "위가 어디에 있습니까?"라고 물으면 대부분 명치 부근을 가리킬 것이다. 하지만 정확히 말하면 명치 부근은 식도로 연결되는 위의 입구 근처다. 위의 본체는 거기에서부터 알파벳 J자 모양을 그리고 있다. 명치의 왼쪽에는 위가 있고, 오른쪽에는 몸에서 가장 큰 장기인 간이 있다. 명치 부근에 이상을 느끼면 많은 사람이 위를 걱정하지만 사실 그곳은 위와 간이 겹쳐 있는 부위이기도 하다.

이번 장에서는 위를 소중히 다루기 위해 필요한 기초 지식을 간단히 소개하겠다.

근육으로 이루어진 위

위는 근육으로 이루어진 주머니 모양의 장기이다. '근육으로 이루어져 있다.'라는 점은 위의 핵심 기능인 연동 운동, 즉, 위로 들어온 음식을 일정한 방향으로 보내는 움직임을 가능하게 하는 데 중요한 의미가 있다. 2장에서 설명한 역류성 식도염의 원인 중 하나가 바로 이 연동 운동의 기능 저하이다. 신체의 근력이 저하되면 다리나 팔처럼 특정 부위만 약해지는 것이 아니라 온몸의 근력이 저하된다. 근육으로 이루어진 위도 마찬가지라서 위의 기능도 저하된다고 할 수 있다.

위에는 문이 두 군데 있는데, 식도와 연결되는 입구인 분문과 십이지장과 연결되는 출구인 유문이다. 위의 입구인 분문에는 분문 괄약근이 있다. 음식이 위로 들어갈 때 열리고 그 이외에는 위의 음식이 식도로 역류하지 않도록 닫힌 상태다. 2장에서 역류성 식도염이 생기면 역류 방지 밸브가 느슨해진다고 했는데 이 밸브가 바로 분문 괄약근이다. 한편 출구에 있는 유문에는 유문 괄약근이라는 근육이 있다. 열리거나 닫히기를 반복하며 교반, 즉 음식을 섞어 소화된 음식물을 조금씩 십이지장으로 보낸다.

위의 각 부분의 이름을 보자면 분문의 좌측 위에 부풀어 있는 것이 위저부, 위의 바닥으로 이어지는 넓은 곳이 위체부, 위의 출구인 유문 앞부분이 유문전정부이다. 바닥이라는 뜻의 저부라고 해서 헷갈릴 수 있겠지만 위저부는 위쪽에 있다.

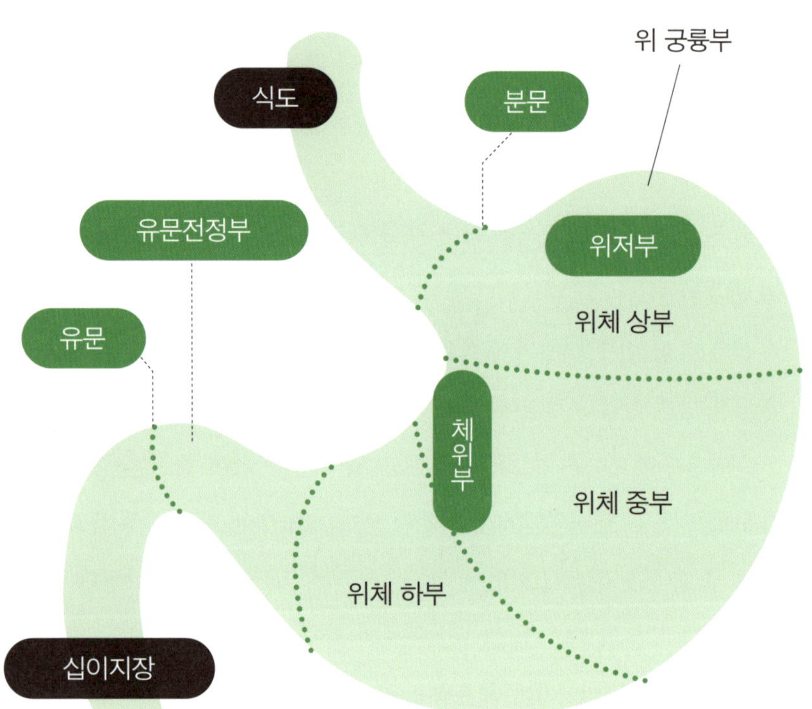
위 궁륭부
식도
분문
유문전정부
위저부
위체 상부
유문
체위부
위체 중부
위체 하부
십이지장

위는 다음과 같은 일곱 가지 중요한 역할을 한다.

1. 음식을 저장한다.

위는 장의 소화 진행 상황에 맞춰 음식물을 저장하는 역할을 한다. 위는 풍선처럼 공복일 때는 쪼그라들어 있지만 많이 먹으면 위벽의 주름이 늘어나 약 1.5리터까지 부푼다.

2. 연동 운동으로 음식을 섞어 죽 형태로 만든 후 십이지장으로 조금씩 보낸다.

위에서 한 번에 대량의 음식물이 내려가면 십이지장과 소장 사이가 정체되어 효율적인 소화와 흡수가 어려워진다. 따라서 위는 십이지장에서 소화 · 흡수를 할 수 있도록 음식물을 위액과 잘 섞어 흐르는 죽 상태로 만드는 역할과 십이지장에서 이루어지는 소화 진행 상황에 맞춰 조금씩 천천히 보내는 역할을 한다.

3. 단백질과 지방의 일부를 분해한다.

위에서는 단백질 분해 효소가 분비되어 큰 단백질 분자를 작은 분자로 분해한다. 이와 함께 지방의 일부도 분해한다.

4. 소장에서 영양소 흡수를 돕는 물질을 분비한다.

위는 소장에서 비타민 B_{12}가 흡수되도록 특수 물질인 위내인자를 분비한다. 비타민 대부분은 소장의 상부 특히 공장에서 흡수되지만, 비타민 B_{12}는 위 세포에서 분비된 위내인자와 결합해야 회장 말단부에서 흡수될 수 있다.

5. 소화관 호르몬을 분비해 위산과 소화 효소 분비를 촉진한다.

위와 십이지장에서는 다음과 같은 호르몬이 분비되어 소화와 흡수를 조절한다.

(1) 가스트린: 위에서 분비되며, 위산 분비를 촉진한다. 위산은 음식물의 소화와 살균에 관여한다.

(2) 세크레틴: 십이지장에서 분비되며, 위산 분비를 억제하고 췌액 분비를 촉진한다.

(3) 콜레시스토키닌: 십이지장에서 분비되며, 위산 분비를 억제하고 쓸개의 수축 및 췌장의 소화 효소 분비를 촉진한다.

(4) GIP(위 억제성 폴리펩타이드Gastric Inhibitory Polypeptide): 십이지장에서 분비되며, 위산 분비를 억제한다.

(5) 모틸린: 십이지장에서 분비되며, 공복 시 위의 수축 운동을 촉진하고 위산 및 펩시노겐 분비를 촉진한다. 펩시노겐은 단백질 분해 효소인 펩신의 기본이 되는 물질이다.

6. 식욕 촉진 호르몬 '그렐린'과 식욕 억제 호르몬 '렙틴'을 분비해 식욕을 조절한다.

1장에서도 소개한 식욕 촉진 호르몬인 그렐린은 생명 유지에 중요한 호르몬으로, 위 상부에 있는 위 궁륭부와 위체 상부 대만부에서 분비된다. 반면 렙틴은 식사 후 혈당이 상승하면 분비되는 호르몬으로 주로 지방 세포에서 생성된다. 렙틴은 뇌 시상하부의 섭식 중추에 작용해 '이제 위는 충분히 찼다.'라는 신호를 보내 식욕을 억제한다. 렙틴이 부족하거나 렙틴에 대한 내성이 생기면 아무리 먹어도 포만감을 느끼지 못해 비만으로 이어질 수 있다. 과거에는 식욕 조절 실패를 의지와 뇌의 문제로 봤다. 그러나 1994년 렙틴과 1999년 그렐린의 발견을 통해 식욕은 호르몬의 영향을 크게 받는다는 사실이 밝혀졌다.

7. 위산을 분비해 음식물과 함께 들어온 세균을 제거한다.

위산은 위액의 주성분 중 하나로 pH 1~2의 강산성을 띠며, 음식물과 함께 위에 들어온 세균을 제거해서 감염으로부터 몸을 보호한다.

 ## 음식물이 여행하는 소화관

되돌아갈 수 있는 장기로 만들어진 입과 식도

앞에서 위의 역할에 관해 설명했듯이 위는 소화관 중 하나다. 소화관은 입에서 시작해 식도, 위, 소장, 대장을 거쳐 항문으로 이어지는 약 9미터 길이의 관을 말한다. 그중에서 필자가 담당하는 상부 소화관은 입에서 십이지장까지의 구간을 말하며, 위내시경 검사는 이 영역을 대상으로 한다. 여기에서는 입으로 들어간 음식이 어떻게 항문까지 이동하며 우리 몸의 피와 살이 되는지에 대해 설명하고자 한다.

우리는 먼저 입으로 음식을 먹는다. 입은 먹어도 되는 음식인지 아닌지를 확인하는 문지기 역할도 한다. 예를 들어 음식이 상했거나 화학적인 자극이 있을 때 우리는 반사적으로 구토해서 몸을 보호한다. 반대로 음식물이 이상이 없다고 판단되면 입을 통과하면서 침샘에서 분비되는 소화액인 침에 의해 소화 과정이 시작된다.

다음 단계는 식도이다. 식도는 약 30센티미터 길이의 짧은 장기로 연동운동을 통해 음식물을 입에서 위로 이동시키는 역할을 한다. 여기서 가장 중요한 점은 식도는 소화관이지만 소화와 흡수를 하지 않는다는 사실이다. 식도의 안쪽 벽은 타일처럼 매끈한 편평상피로 이루어져 영양소를 전혀 흡수하지 않는다. 따라서 음식에 독이 섞여 있더라도 토해내서 심한 손상 없이 피해를 최소화할 수 있다. 이처럼 생명을 위협하는 독성 물질로부터 피해를 줄이기 위해 입과 식도는 '되돌릴 수 있는 장기'로 설계되었다고 볼 수 있다.

음식을 먹으면 풍선처럼 크게 부풀어 오르는 위

음식물은 입과 식도를 거쳐 위로 들어간다. 위의 입구는 분문이라고 불리는 역류 방지 밸브로 되어 있어 음식이 되돌아가지 않도록 막아준다. 위의 내부는 선상피라 불리는 구불구불한 섬유조직으로 이루어져 있으며, 식도와 달리 일부 영양소를 흡수하는 기능도 있다. 위는 풍선과 비슷한 주머니 형태의 구조로 되어 있다. 위의 용량은 공복 시 약 50밀리리터 정도이지만 식사 후에는 1.5~2리터까지 늘어난다.

음식물이 위로 들어가면 입구인 분문과 출구인 유문이 닫히며 본격적인 소화가 시작된다. 이때 위벽에서는 강산성의 위산이 분비되고 동시에 연동 운동이 시작되어 음식과 위산이 섞여 마치 믹서기로 간 죽 형태로 만들어진다. 위산은 하루 약 2리터 정도 분비되며 소화와 살균 임무를 수행한다. 음식물이 위에 머무는 시간은 2시간 정도다. 그동안 걸쭉한 죽 상태가 되면 유문이 열려 십이지장으로 이동하게 된다.

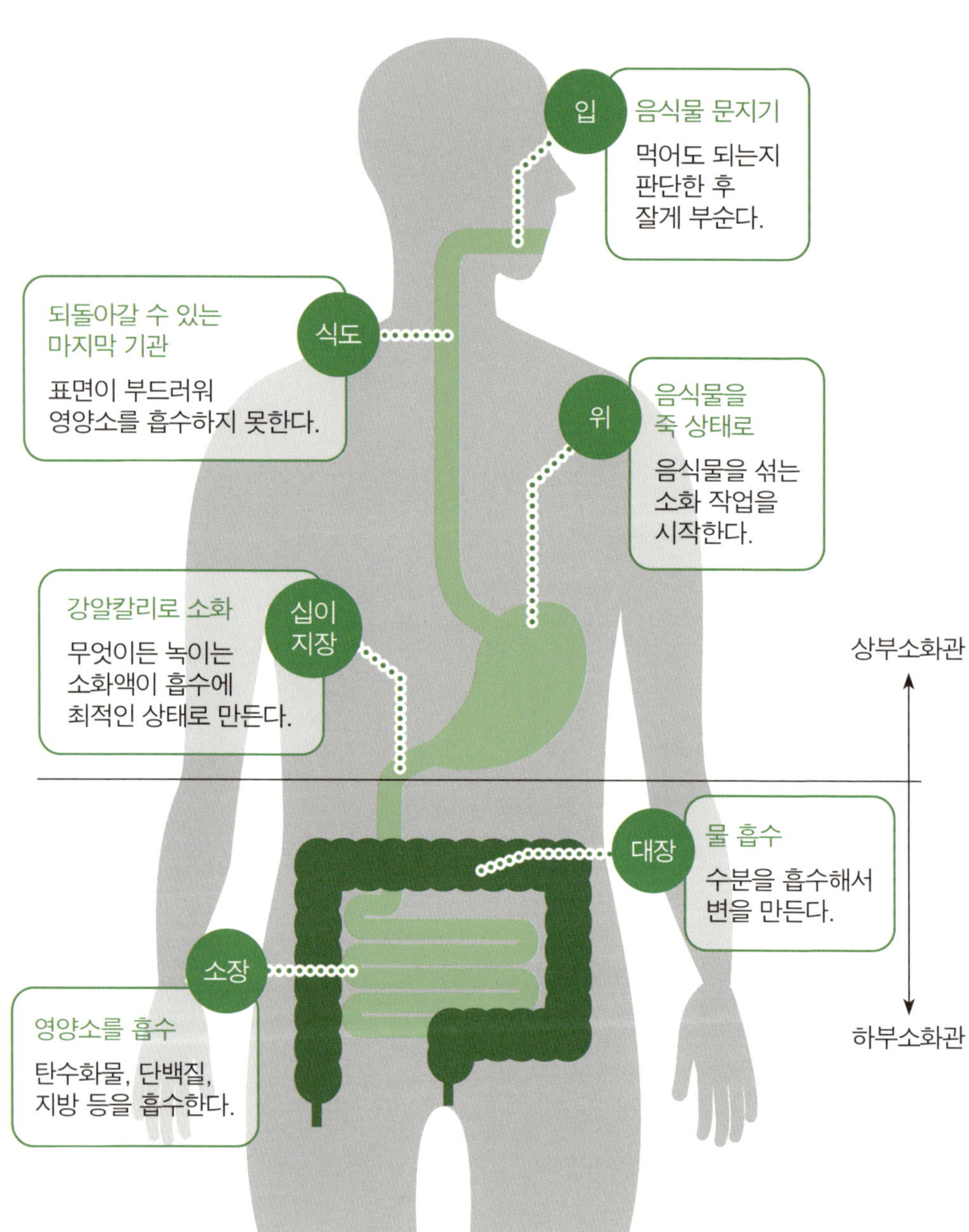
입
음식물 문지기
먹어도 되는지
판단한 후
잘게 부순다.

식도
되돌아갈 수 있는
마지막 기관
표면이 부드러워
영양소를 흡수하지 못한다.

위
음식물을
죽 상태로
음식물을 섞는
소화 작업을
시작한다.

십이지장
강알칼리로 소화
무엇이든 녹이는
소화액이 흡수에
최적인 상태로 만든다.

대장
물 흡수
수분을 흡수해서
변을 만든다.

소장
영양소를 흡수
탄수화물, 단백질,
지방 등을 흡수한다.

상부소화관
하부소화관

강력한 위산에도 위가 녹지 않는 이유

위에 음식물이 들어가면 위벽에서는 pH 1~2의 강산성 위산이 분비되며 그 양은 하루 약 2리터에 달한다. 이 위산은 매우 강력한 소화액이다. 일본 아키타현의 다마가와 온천 원천수가 위산과 비슷한 pH 1.2 정도인데 여기에 금속 칼을 하룻밤 담가두면 녹아 없어질 정도이다. 이 때문에 사람들은 이 원천수를 위산 급이라 비유하기도 한다.

그렇다면 이렇게 강력한 위산이 어떻게 위 자체를 녹이지 않을까? 아이러니하게도 위산은 자기 자신을 녹이지 않는다. 위는 단백질로 이루어져 있으며 pH 1~2의 강산성과 단백질 분해 효소인 펩신을 함께 분비하지만, 자신을 손상시키지 않는 자기 보호 구조로 되어 있다. 위를 보호하는 데 중요한 요소는 위에서 분비되는 뮤신을 함유한 점액이다. 이 점액을 위 점액이라고 부른다. 위 점액은 위 점막 표면을 얇은 베일처럼 덮어 위산으로부터 위를 보호하는 역할을 한다.

강알칼리성 소화관인 십이지장

위에서 내려온 음식물은 십이지장에서 소화가 계속 진행된다. 십이지장이라는 이름은 '손가락 열두 개 길이'라는 의미에서 유래했지만, 실제 길이는 약 25센티미터 정도다. 이름을 붙인 사람의 손가락이 꽤 길었던 것 같다.

위에서 죽 형태가 된 음식물이 십이지장으로 들어가면 이번에는 산이 아닌 강알칼리성 소화액이 기나리고 있다. 하나는 간에서 만들어지는 담즙이고 또 다른 하나는 췌장에서 분비되는 췌액이다. 이 두 가지가 섞여 만들어진 십이지장액은 매우 강력한 강알칼리성으로 음식물 대부분을 완전히 분해할 수 있다. 작은 생선 가시를 삼켜도 장이 찔리지 않는 이유는 바로 이 강력한 십이지장액이 가시를 녹이기 때문이다. 그런데 이렇게 강력한 소화액이 어떻게 십이지장 자체를 녹이지 않는지 의문이 생길 수 있다.

십이지장은 4단계의 정교한 보호 메커니즘을 통해 스스로 지켜낸다. 그중 1단계는 점액 장벽이다. 십이지장의 내부 상피세포는 점액을 분비해 무엇이든 녹일 만큼 강력한 십이지장액이 상피세포에 직접 닿지 않도록 보호 장벽을 형성한다. 2단계에서는 췌장과 십이지장샘, 즉 브루너샘에서 중탄산 이온을 포함한 중화액을 분비해 십이지장 내부의 pH를 일정하게 유지한다. 이 중화작용은 위산의 산성과 십이지장 알칼리성의 균형을 잡아 장기 손상을 막는 핵심 역할을 한다. 보호 메커니즘은 단순히 수비 역할만 하는 것은 아니다. 십이지장의 상피세포는 재생 능력을 갖추고 있어 손상을 입더라도 수일 내에 빠르게 복구된다. 이로써 가벼운 손상은 자연스럽게 회복된다. 마지막으로 십이지장의 pH가 비정상적으로 상승하거나 하락해서 중탄산 이온으로 균형을 유지할 수 없을 때는 호르몬과 신경 반사가 작동한다. 그 후 정밀한 조절 작용을 일으켜서 췌장이나 쓸개가 추가로 분비액을 내보내 pH를 조절함으로써 십이지장의 상태를 안정적으로 유지한다.

십이지장에서는 담즙과 췌액이 섞인 강력한 십이지장액이 분비된다.

그리고 영어로 to-and-fro라고 하는 왕복 움직임을 반복해 위에서 죽 상태로 만들어진 음식물과 소화액을 섞어 소화 과정을 계속 진행한다. 특히 담즙은 지방과 단백질의 분해 및 흡수에 필수적인 역할을 한다.

이렇게 흡수에 최적의 상태가 된 음식물은 연동 운동을 통해 소장으로 이동해 본격적인 영양소 흡수 과정을 시작한다. 소장은 약 6미터에 달하며 탄수화물, 단백질, 지방 대부분과 거의 모든 물을 흡수한다. 이후 음식물은 총길이가 약 1.6미터인 대장으로 이동하며, 이곳에는 맹장과 그 끝에 붙은 작은 돌기인 충수가 있다. 대장은 소장에서 흡수되지 않은 물과 미네랄을 추가로 흡수하는 역할을 한다. 음식물이 대장에 도달하면 1분당 평균 1~3센티미터의 속도로 이동하는데 이 과정에서 수분이 점차 빠져나가 변이 단단해진다. 마지막으로 항문을 통해 배설되면서 음식물이 입에서 시작해 소장과 대장을 거쳐 완성하는 긴 소화 여정이 끝난다.

 의외로 잘 모르는 위의 신비

대식가와 소식가의 차이는 위의 크기 차이 때문일까?

이따금 식사 제한을 했더니 위가 작아졌다고 말하는 사람들이 있다. 그러나 먹는 양에 따라 위가 작아지는 것은 아니다. 식사 제한으로 인해 변하는 것은 위의 크기가 아니라 식욕을 관장하는 그렐린의 분비 상태다.

마찬가지로 TV의 대식가 프로그램에서 많이 먹기 위해 훈련해서 위를 키웠다고 말하는 사람도 있지만, 위는 풍선처럼 일시적으로 부풀 수는 있어도 원래의 크기가 커지지는 않는다. 또한 크게 부풀 수 있는 능력이 향상되는 것도 아니다.

필자의 경험에 따르면 많이 먹는 사람 중에는 '위하수'인 경우가 많다. 위하수는 위가 정상 위치보다 아래로 처진 상태를 말하며, 부풀린 풍선이 원래대로 돌아가지 않고 늘어진 모습과 비슷하다. 이럴 때 식사량은 두 가지로 나뉜다. 하나는 먹고 싶어도 많이 먹지 못하고 금방 배가 차는 소식가 형이다. 그리고 다른 하나는 살이 찌지 않지만, 매우 많은 양을 먹을 수 있는 마른 대식가 형이다. 소식가 유형은 소화 기능 저하로 인해 위의 연동 운동이 멈춘 상태가 주요 원인으로 지적된다. 반대로 대식가 유형은 어떻게 많은 양을 먹을 수 있는 걸까?

포만감을 느끼게 하는 포만 중추는 렙틴이라는 호르몬의 영향을 받는다. 식사 후 혈당치가 상승하면 지방 세포가 자극되어 렙틴이 분비되고, 이는 위의 자율신경에 작용해 식욕을 억제한다. 즉 렙틴은 과식을 방지하는 역할을 한다. 반면 공복 시에는 그렐린이라는 호르몬이 분비되어 공복 중추를 자극해 식욕을 촉진한다.

그런데 위하수로 인해 많이 먹는 사람은 음식물이 위에서 장으로 잘 흘러가지 않아 위 안에 정체되기 때문에 아무리 먹어도 혈당이 잘 오르지 않아 렙틴이 분비되지 않는다. 이에 따라 과식을 멈추게 하는 브레이크가

풀린 상태가 된다. 반면 식욕을 촉진하는 그렐린 기능은 서서히 활발해진다. 이들은 위가 특별히 큰 것이 아니라 포만감을 느끼는 기능이 일반인보다 둔한 것이다. 위는 풍선처럼 늘어나거나 줄어드는 구조이므로, 포만 중추가 제대로 작동하지 않으면 위가 가득 찰 때까지 음식물을 계속 섭취하게 된다. 또 위의 연동 운동이 강해 음식물을 빠르게 항문 방향인 하부로 보내는 능력이 뛰어난 경우도 많이 먹을 수 있는 이유가 된다.

공복일 때 왜 배에서 소리가 날까?

배가 고플 때 배에서 소리가 나는 이유는 모틸린이라는 호르몬이 소화관을 수축시키기 때문이다. 모틸린은 소화관 운동을 촉진하는 호르몬으로, 공복을 느끼면 분비되어 다음 식사에 대비한다. 이때 위와 십이지장이 강하게 수축하면서 '꼬르륵' 소리를 내며 음식물을 아래쪽으로 밀어내고 소화관을 청소하는 역할을 한다.

 먹을 수 없게 되면 끝이다!

흡수되어야 몸속으로 들어갈 수 있는 음식물

필자는 지금까지 두 번 독일에 유학할 기회가 있었다. 30세 무렵 독일에서 지도해 주신 교수님은 췌장 분야의 세계적인 권위사였다. 당시 필자는 대장균 독소인 엔도톡신을 연구하기 위해 유학했으며, 그곳에서의 배움은 지금까지도 의사로서의 중요한 기반이 되고 있다.

당시 필자는 수술이나 큰 상처를 입었을 때 독소가 체내로 침투해 전신에 악영향을 미치는 박테리아 트랜스로케이션, 즉 세균 전위 현상이 영양 상태와 밀접하게 관련되어 있다는 사실을 배웠다. 위와 장 같은 소화관은 모두 외부에 속하며, 음식물은 입에서 항문까지 이어지는 소화관이라는 외부를 통과한다. 소화관은 소화와 흡수를 담당하는 동시에 외부와 내부의 경계를 지키는 역할을 한다. 장은 다양한 영양소를 흡수하는 장기이다. 그리고 외부에서 입으로 들어온 오염 물질이나 유해 물질이 식도와 위를 통과해서 체내에 흡수되지 않도록 방어하는 최후의 보루 역할도 한다. 박테리아 트랜스로케이션은 세균이나 병균이 외부 소화관과 내부 체내의 경계선인 장벽을 넘어 침입하는 현상을 말한다. 흥미로운 점은 제대로 식사하지 않았을 때 이 박테리아 트랜스로케이션이 발생한다는 사실이다.

장은 펼치면 테니스 코트 두 면 크기의 넓이로, 그 표면은 융모라 불리는 수많은 털 모양의 주름으로 이루어져 있다. 음식을 섭취하면 융모는 잘 정돈된 잔디처럼 건강한 형태를 유지한다. 하지만 음식을 먹지 않으면 잔디가 시들 듯 빠르게 위축되고 손상된 모습으로 변하는 것을 유학 시절 여러 차례 목격했다. 장은 이처럼 넓은 융모 구조를 통해 세균의 침입을 막는 장벽 기능을 수행하지만, 식사하지 않으면 융모가 닳아 없어져 차단 기능이 약화한다.

소화·흡수할 수 있는 몸을 만들어주는 '먹는 일'

결국 사람은 음식을 먹음으로써 장 점막에 영양을 공급하고 그 결과 자기 몸을 지켜낼 수 있다. 즉 '먹을 수 있다.'라는 것은 생명을 유지하는 데 매우 중요한 일이다.

장이 제대로 기능하기 위해서는 위의 건강이 필수적이다. 독일에서의 경험을 계기로 필자는 위암 수술뿐 아니라 영양 치료에도 관여하게 되었다. 최근에는 장내세균과 장 환경에 관한 관심이 높아지고 있는데, 음식물이 식도에서부터 원활히 공급될 때 비로소 장내 환경이 유지될 수 있다. 따라서 '먹는 일'의 출발점인 식욕이 사라지는 것은 곧 생명 활동의 단절로 직결된다. 먹고자 하는 욕구는 곧 살고자 하는 욕구이다. 필자는 식욕을 유지하기 위해 식욕 촉진 호르몬인 그렐린을 분비하는 위 일부를 남기는 수술법을 개발했다. 그러나 먹을 수 있는 몸을 만들기 위해서는 환자 스스로가 노력해야 한다.

다음 장에서는 '먹는 일'을 지키기 위한 올바른 영양 섭취 방법과 근육 유지 방법에 관해 설명하겠다.

제4장

'먹는 일'을 지키는 영양과 근육

영양이 곧 치료

구사일생으로 살아남은 사람은 영양 상태가 좋은 사람

사람은 먹을 수 없게 되면 생명을 유지할 수 없다. 앞에서도 설명했듯이 먹는다는 것은 곧 산다는 것이다. 필자는 '먹는 일'에 깊은 관심을 두고, 이를 지켜내기 위한 수술 방법을 개발했다. 또한 의사뿐 아니라 다양한 전문 직종의 전문가들과 협력해 먹는 일을 지키는 의료를 실천해 왔다. 필자에게 영양은 치료의 출발점이자 가장 우선해서 대응해야 할 요소이다.

이러한 생각은 의사 2년 차 시절 경험에서 비롯되었다. 당시 필자는 데이쿄대학 응급 의료센터에서 근무했다. 응급 의료는 환자의 중증도에 따라 1~3차로 나뉘는데, 응급 의료센터는 3차 응급을 담당한다. 당시 3차 응급 환자의 생존율은 10퍼센트 이하로 이송된 환자 10명 중 9명은 목숨을 잃는 상황이었다. 그러나 그중에서도 구사일생으로 살아남은 환자들이 있었고 이들에게는 공통점이 있었다. 바로 영양 상태가 좋은 사람들이었다. 이 경험을 통해 필자는 영양이 사람의 생사를 좌우한다는 사실을 절실히 깨달았고, 이후 외과 수술을 포함한 모든 치료 과정에서 생명의 근본인 영양을 중시하게 되었다.

응급 의료 현장에서는 혈액 검사와 근육 상태를 통해 영양 상태를 평가한다. 이때 가장 중요한 지표가 근육의 상태, 특히 속근육이다. 고관절 주변의 장요근을 CT로 측정해 그 굵기를 확인하며 지나치게 가늘면 영양 상태가 좋지 않다고 판단한다. 속근육은 신체 깊은 곳에 있는 근육의 총칭으로, 몸의 안정성을 유지하고 호흡에도 관여하는 등 중요한 역할을 담당한다. 필자가 근무했던 응급 의료센터에는 영양 치료 전문의가 있었으며 그를 통해 영양의 중요성을 체계적으로 배울 수 있었다. 이후 필자는 영양과 수술을 중심으로 한 의료 활동을 이어가고 있다. 수술의 성패, 합병증 발생 여부, 합병증 발생 시 회복 속도까지 이 모든 것은 영양 상태에 달려 있다.

수술 가능 여부는 '2층까지 스스로 올라갈 수 있는가?'로 판단

병원에 이송된 중증 환자 중 구사일생으로 살아남은 사람은 영양 상태가 좋은 경우이다. 암 치료에서도 마찬가지로 영양 상태와 근육량은 치료하는 데 중요한 기준이 된다.

최근에는 항암 치료의 지속 여부 역시 근육 상태에 따라 달라진다는 사실이 밝혀졌다. 영양 상태가 나쁘고 근육이 줄어든 사람은 치료를 끝까지 견디기 어렵기 때문이다. 이처럼 영양과 근육량은 생명과 직결된다고 할 수 있다. 과거에는 암 치료를 위해 단순히 수술만 하면 된다고 생각했지만, 현재는 환자의 진신 상태 특히 근육량 부족 시 치료가 순조롭지 않다는 점을 중요하게 평가한다.

위암 수술의 경우 수술 전 '스스로 불편함 없이 2층까지 계단을 오를 수 있는가?'를 판단 기준으로 삼는다. 이 기준을 충족하지 못하면 수술 자체가 어렵다. 근육량이 부족하다는 것은 곧 체력이 약하다는 의미이다. 체력이 없으면 전신 마취조차 심장에 부담을 줘서 위험하며 장시간 수술을 견디기 어려운 상태가 된다. 따라서 근력이 현저히 저하된 환자는 수술을 연기하더라도 영양 상태를 개선하고 운동을 병행하는 것이 우선이다. 침대에만 누워 있으면 하루 약 1퍼센트 이상 근육이 소실되며 입원 후 일주일이면 약 10퍼센트의 근육이 사라진다. 이 때문에 환자는 단순히 영양만 보충하는 것이 아니라 운동을 병행하면서 수술을 견딜 수 있는 체력과 영양 상태로 만들어야 한다.

 저영양은 질병

원래 받던 치료를 지속하기 위한 영양

영양 상태가 나쁜 저영양은 의학적으로 질병이며 치료의 대상이 된다. 필자는 현재 일본에서 가장 큰 영양 관련 조직으로 성장한 일본영양치료학회 이사장으로서 저영양 개선에 힘쓰고 있다. 일본영양치료학회에서는 "영양 상태가 나쁘면 수술 후 상처 회복이 늦어지므로 영양 치료를 먼저 진행합시다.", "근육을 늘려야 하니 필요한 영양소를 투여합시다." 같은 방식으로 치료에 접근한다. 이 과정에서는 의사, 치과의사, 간호사, 약사, 영양사, 임상검사기사, 물리치료사, 조리사 등 다양한 직종의 전문가들이 협력해 통합적인 치료를 수행한다. 또한 경구 영양 보조식품뿐만 아니라 경장영양, 비경구영양 그리고 사회적 활동, 상담, 영양 평가 등 영양과 관련된 모든 치료 행위가 포함되는 등 영양 치료 범위가 매우 넓다.

다만 TV 프로그램에서 흔히 볼 수 있는 '무엇을 먹으면 건강에 좋다.', '장내 세균을 늘리려면 OO를 먹어야 한다.'와 같은 단순한 정보는 학회에서 다루지 않는다. 학회의 진정한 목표는 환자가 체력을 유지해서 원래 받던 치료를 지속할 수 있도록 돕는 영양 관리에 있다.

저영양을 진단하고 치료하는 시스템

저영양은 의학적으로 질병이지만 아직 공식 질환명으로 등록되어 있지 않다. 그러나 최근 세계 주요 임상영양학회 등이 협력해 GLIM(Global Leadership Initiative on Malnutrition)이라는 진단 기준을 제안했다. 이 기준은 단순히 식사 부족으로 인한 저영양뿐 아니라 질병과 연관된 의료기관 내 저영양까지 포함하는 포괄적 진단 체계이다. 이에 따라 향후 GLIM 기준은 저영양을 진단하고 치료할 수 있는 세계 공통 표준 시스템으로 자리잡을 것으로 기대된다. 또한 세계보건기구WHO 질병 분류에도 등록되어 머지않아 저영양이 암과 나란히 표기되는 날이 올 것으로 전망된다.

수술 후에도 매우 중요한 음식과 섭취 방법

수술 후 회복 과정에서 영양 상태는 매우 중요한 요소이다. 특히 위 등 소화기 수술을 받은 환자는 퇴원 후에도 자유롭게 식사하지 못해 충분한 영양을 섭취하기 어렵다. 이에 따라 저영양 상태에 빠져 근육량이 감소하는 경우가 있다. 따라서 근육량 유지와 건강 회복을 위해 영양 관리는 필수적이다.

필자는 암연구회아리아케병원에서 영양관리부를 설립·운영했으며 이후 기타사토대학병원 부임 후에도 영양부 부장을 겸임하며 병원 전체 식단을 전면 개편했다. 이는 환자의 회복을 영양 측면에서 체계적으로 지원하기 위해서였다. 일반적으로 병원식은 21일 또는 28일 주기의 순환 메뉴로 구성된다. 기타사토대학병원에서는 21일 주기 메뉴를 적용해서 3주마다 같은 식단이 반복 제공되도록 했다. 식단 구성은 매우 다양하다. 제한이 없는 일반식부터 수술식, 당뇨식, 신장병식, 연하 기능이 저하된 환자용의 연하곤란식, 소아병동용 이유식 등 100종류 이상의 메뉴가 포함되어 있으며, 이 모든 식단을 3년에 걸쳐 전면적으로 개편했다.

위암으로 입원한 환자는 수술 후 1~2주가 지나면 먹는 방법과 양만 조절하면 특별히 금지되는 음식은 없다. 다만 근육 유지를 위해 단백질 섭취가 중요하므로 단백질 함량이 높은 고기, 생선, 달걀, 대두 제품, 유제품 등의 섭취가 권장된다. 특히 고기와 생선은 단백질을 효율적으로 공급할 뿐만 아니라 비타민 B군과 철분까지 함께 섭취할 수 있어 가장 바람직한 단백질원이다. 반면 해조류나 버섯류 같은 섬유질 식품, 튀김류나 삼겹살 같은 기름진 음식은 소화가 잘되지 않으므로 주의가 필요하다. 그러나 이들 음식이 절대 금지 식품은 아니며 과식하지 않고 매일 먹지 않는다면 큰 문제가 되지 않는다. 또한 자극적인 음식도 적당한 양이라면 섭취할 수 있다.

위 수술 후에는 입원 기간 위가 확장되는 것을 피하고 수술로 연결된 문합 부위에 과도한 부담을 주지 않기 위해 식사량을 평소의 절반 정도로 줄이는 것이 좋다. 대신 식사 횟수를 늘려 소량씩 자주 먹는 것이 바람직하며 부족한 영양은 영양제나 유제품 등으로 보충하는 것도 도움이 된다.

가족 중 식사량이 줄어 체중이나 근육량이 눈에 띄게 감소한 사람이 있다면 식사 횟수를 늘리거나 소량이라도 단백질과 에너지가 풍부한 식품을 섭취할 수 있도록 신경 써야 한다. 영양 섭취는 매우 중요하지만, 식사가 고통이나 의무처럼 느껴지지 않도록 하는 것이 무엇보다 중요하다. 이를 위해 자연스럽게 영양을 섭취할 수 있도록 다음과 같은 방법을 시도해 보자.

· 좋아하는 음식 섭취하기
· 먹을 수 있는 요리에 영양가를 더하는 방법(예: 기본 우동에 달걀 넣기 등)
· 식사 환경 바꾸기(예: 가족과 외식하기, 먹고 싶을 때 바로 먹을 수 있도록 식재료 미리 준비하기 등)

의료진과 영양부는 환자가 맛있고 즐겁게 필요한 영양을 섭취할 방법에 대해 매일 고민하고 있다.

✔ 어떻게 해야 먹고 싶어질까?

병원식도 맛있게 변신!

지금까지 질병 치료를 위해 영양의 중요성을 강조했지만, 병원식은 맛이 없다고 생각하는 사람이 많다. 필자가 근무하는 기타사토대학병원도 예외는 아니었다. 부임 후 처음 접한 병원식은 색감도 없고 비주얼도 좋지 않으며 맛조차 없어 도저히 삼키기 힘든 수준이었다. 이에 필자는 '이래서는 환자들의 수술 후 영양 상태가 나빠지고 회복에도 지장이 생길 것'이라고 판단했다.

물론 치료도 중요하지만, 맛없는 음식을 먹을 때는 행복감을 느끼지 못한다. 필자는 환자가 치료와 함께 행복감을 느낄 수 있도록 병원식의 전면 개혁을 제안했다. 3년간의 개혁 과정을 거치며 다양한 아이디어가 반영되었고, 팀원들의 적극적인 참여 덕분에 기타사토대학병원의 병원식은 완전히 달라졌다.

필자는 지금도 매일 입원 환자들이 먹는 것과 같은 음식을 시식 삼아 함께 먹고 있다. 현재 병원식의 맛은 예전과 비교할 수 없을 만큼 좋아졌으며, 수간호사조차 "이렇게 맛있는 음식을 먹을 수 있어서 행복하다."라고 말할 정도이다. 환자들 사이에서도 평판이 좋아 영양부는 2023년과 2024년 2년 연속으로 환자 만족도 위원회 투표에서 1위를 차지했다. 이는 병원 내 200개 부문 중 환자를 가장 만족시킨 부서에 주는 상으로 2024년에는 만장일치로 수상했다.

실제로 영양부는 환자들로부터 맛있었다는 메모를 받으며, 설문조사에서도 "병원식이 이렇게 맛있는 줄 몰랐다.", "식사 시간이 기다려진다." 등 긍정적인 반응을 얻고 있다. 맛있는 음식을 먹으면 기분이 좋아진다. 맛있다고 느끼는 감정은 사람을 긍정적으로 만드는 힘이 있는 것 같다.

무엇을, 어떻게 바꿨길래 놀라울 만큼 잘 먹을 수 있게 되었을까?

기타사토대학병원 영양부는 환자들에게 맛있고 즐거운 병원식을 제공하기 위해 다양한 노력을 기울였다. 원래 영양 전문가와 조리 전문가들이기에 색감이나 담음새의 기본은 잘 알고 있었지만, 개혁 이전에는 '병원식에 대한 고정관념'이 있었다고 팀원들은 회상했다. 예를 들어 '큰 용기에는 단백질 반찬만, 작은 용기에는 채소 반찬만 담는다.'처럼 영양 계산과 배식의 편의성만을 우선시했을 뿐 정작 환자가 느끼는 맛과 즐거움은 충분히 고려하지 못했다는 것이다. 이러한 반성을 바탕으로 영양부는 다음과 같은 새로운 방식을 도입했다.

· 가정식 메뉴를 기본으로 하되 가끔은 레스토랑에서 먹는 듯한 특별 메뉴를 추가한다.

· 영양 균형만을 맞추는 단조로운 구성은 지양한다. 예전의 '감자와 당근만 넣은 조림' 대신 고기와 채소를 함께 넣은 '고기 감자조림'으로 변경하고 녹색 채소를 더해 색감도 개선한다.

· 전체적인 일관성을 위해 일식은 일식으로 통일하고, 예전처럼 주요리는 중화요리인데 반찬은 일본식인 혼합 메뉴는 피하도록 한다.

· 모든 반찬이 간장 맛으로 비슷하고 색감도 갈색 일색이던 점을 개선해 짠맛, 신맛, 단맛 등을 조화롭게 구성해 질리지 않는 메뉴로 구성한다.

위 내용은 일부 사례에 불과하지만, 영양부 팀 전체가 환자가 좋아할 만한 메뉴를 고민하며 세세한 부분까지 신경 썼다는 것을 보여준다. 초기에는 필자가 시식할 때마다 맛, 모양, 식재료, 메뉴 구성 등을 엄격히 지적했다. 하지만 요즘은 "맛있다, 정말 맛있다."라는 말만 나올 정도로 완성도가 높아졌다.

'맛국물 경연대회'에서 시작된 시행착오

기타사토대학병원은 3년에 걸쳐 100종 이상의 병원식 메뉴를 대대적으로 개편했으며, 그 시작은 '맛국물 경연대회'였다. 이는 필자가 이전에 근무했던 암연구회아리아케병원에서 효과를 본 경험을 바탕으로 도입한 것이다.

2024년 4월 1일 기준, 기타사토대학병원은 병상수가 1,135개에 달했다. 이처럼 많은 환자의 식사를 준비하면서 다시마나 가다랑어로 냄비에서 일일이 국물을 낼 수는 없지만 맛국물이 맛있으면 음식도 맛있다는 믿음 아래 개혁의 출발점을 맛국물로 삼았다. 병원은 여러 업체에서 받은 물에 우려낸 맛국물과 액상 맛국물 약 열 가지를 50명 정도가 각각 작은 컵에 담아 시식하도록 했다. 그 후 맛있는 순서와 맛없는 순서로 각각 세 개씩을 선정해 순위를 매겼다. 집계 후 1위와 2위를 차지한 맛국물을 사용해 조리했더니 환자 만족도가 크게 향상되었다. 요리법은 같았지만 맛있다는 반응이 나와 놀라지 않을 수 없었다. 참고로 필자가 맛이 없다고 느낀 맛국물은 경연대회에서 아래에서 두 번째 순위였다.

이후 조리사와 영양사들 사이에서도 흥미가 높아지며 '메뉴의 비주얼을 바꿔보자.'라는 의견이 나왔고, '메뉴 자체를 재검토하자.'라는 논의로 발전해 결국 전면적인 메뉴 교체로 이어졌다. 환자들의 "맛있었어요."라는 한마디가 현장의 큰 원동력이 되었다.

맛국물로 짠맛 조절

병원에서는 맛국물의 양 조절에도 주의를 기울인다. 예를 들어 항암 치료 중인 환자는 조금만 짠맛을 느껴도 입안이 저리거나 반대로 짠맛을 잘 느끼지 못하는 경우도 많다. 식사를 맛있게 하기 위해서는 소금의 양을 줄이는 대신 맛국물을 평소보다 2~3배 더 사용하면 소금의 양이 같거나 거의 없어도 아주 맛있게 먹을 수 있다.

영양부는 맛국물 경연대회에 이어 '식초 경연대회'도 개최했다. 쌀 식초, 곡물식초, 과일식초 등 다섯 가지를 시식하며 맛과 활용 방법을 연구했다. 식초 역시 맛국물처럼 염분을 조절하는 데 유용하며 식재료의 색을 변형시키지 않아 음식의 비주얼을 살리는 데에도 도움이 된다.

맛국물의 양 조절과 식초의 활용은 일반 가정에서도 충분히 참고할 만한 방법이다. 특히 고령의 가족이 있다면 적극적으로 도입하는 것이 좋다. 나이가 들수록 미각이 약해지고 둔해져 예전에는 맛있게 느꼈던 음식도 덜 맛있게 느껴져 식욕이 떨어진다. 이러한 변화로 영양 섭취가 부족해지면 결국 간호가 필요할 정도로 건강이 악화할 위험이 있다. 이러한 상태는 저영양, 근감소증인 사르코페니아, 운동 기능 저하 증후군인 로코모티브 증후군으로 이어지기 쉽다. 일본 후생노동성에 따르면 65세 이상 남성 8명 중 1명, 여성 5명 중 1명이 '저영양 경향'에 해당한다고 한다. 따라서 최근 가족 중 식욕이 저하되었거나 체중이 감소한 사람이 있다면 맛국물의 조리 방법과 양을 조절하고 식초를 활용해 식욕을 돋우는 것이 좋은 해결책이 될 수 있다.

맛있는 비주얼을 위한 비결

병원식의 비주얼 개선에 대해 조금 더 설명하고자 한다. 기타사토대학병원에 부임했을 당시 병원식이 '맛이 없다.', '먹고 싶지 않다.'라고 평가받은 이유는 단순히 맛이 없었을 뿐 아니라 '맛이 없어 보이는 비주얼' 때문이기도 했다.

맛국물 경연대회를 통해 환자들이 맛있다는 반응을 보이자 영양부 직원들의 의욕이 높아졌고, 이에 필자는 새로운 제안을 했다. 바로 필자가 이사장을 맡고 있는 일본영양치료학회에서 개최하기로 한 '제1회 환자를 위한 맛있는 비주얼 병원식 경연대회'에 참가하는 것이었다. 이 경연대회의 핵심은 '비주얼도 맛있어 보이는 병원식'이었다. 이는 병원식이 환자의 건강 회복을 돕는 중요한 요소라는 인식에서 출발했다. 영양 균형이 잘 잡혀 있으면서도 보기에도 아름다운 음식을 제공하는 것은 환자의 만족도를 높일 뿐 아니라 회복 속도에도 긍정적인 영향을 줄 것이라는 확신이 있었다.

이처럼 영양 균형이 뛰어나면서도 시각적으로도 즐거운 식사는 입원 환자뿐 아니라 건강한 사람들에게도 긍정적인 영향을 줄 수 있다. 필자에게도 이 경연대회는 설레는 시도이자 새로운 도전이었다.

병원식 경연대회에서 준 그랑프리 수상

조리사와 영양사가 협력해서 비주얼도 맛있어 보이는 병원식을 만들기 위해 약 40종 이상의 메뉴를 구상했다. 팀원들은 각자 가정에서 보기 좋게 담은 요리 사진을 찍어 제출했고, 병원 내에서 1차 사진 심사를 진행했다. 1차 심사 결과 약 40개 메뉴 중 다섯 가지가 최종 후보로 선정되었다. 이후 필자를 비롯한 병원 간부들이 실제 조리된 음식을 시식하며 투표를 진행했고, 가장 많은 표를 얻은 메뉴를 '환자를 위한 비주얼도 좋은 병원식 경연대회'에 출품했다. 경연대회의 응모 조건은 다음과 같았으며, '한 끼 재료비 약 5,000원 이내'라는 점이 실용적이었다.

① 식사 형태는 일반식일 것

② 주식(백미 또는 다른 주식), 주요 반찬, 부 반찬의 조합으로 구성할 것

③ 메뉴와 식기는 평소 시설에서 사용하는 것을 활용할 것

④ 한 끼 재료비는 약 5,000원 이내일 것

⑤ 조리법은 알기 쉽고 원활하게 조리할 수 있을 것

기타사토대학병원 영양부는 제1회 '환자를 위한 맛있는 비주얼 병원식 경연대회'에 '식감과 색감을 즐기는 볶음밥 정식'이라는 메뉴로 참가해, 총 111개 출품작 중 '쿡칠·뉴쿡칠 부문' 준 그랑프리를 수상했다. 이 메뉴는 참기름을 넣어 고슬고슬하게 지은 밥에다 취향에 따라 걸쭉한 소스를 곁들인 돼지고기를 더해 볶음밥 형태로도 즐길 수 있는 구성이다. 환자의 건강 상태나 기호에 따라 다양하게 즐길 수 있는 것이 특징이다.

참고로 뉴쿡칠은 스웨덴에서 개발된 조리법으로, 일본에서는 항공기 기내식에도 사용된다. 이 방식은 음식을 배식 직전까지 저온에서 철저히 관리해 세균 증식을 억제하고, 배식 시 그릇에 옮겨 담은 후 카트에서 재가열해서 제공한다.

이듬해 열린 제2회 병원식 경연대회에는 '몸과 마음이 행복한 밀라노풍 커틀릿, 본고장의 맛을 환자도 먹을 수 있도록'이라는 메뉴로 참가해,

전년도와 같이 준 그랑프리를 수상했다. 이 메뉴는 병원 내 자체 경연대회에서도 높은 평가를 받았으며 환자들로부터 '병원식에 대한 인식이 달라졌다.'라는 호평을 얻었다. 특히 식사량이 적은 환자도 부담 없이 먹을 수 있도록 기름을 섞은 특제 빵가루를 사용해 구워내어 기름기를 최소화한 건강한 요리로 완성되었다.

또한 기타사토대학병원의 병원식을 가정에서도 즐길 수 있도록 가정용 요리법으로 다음 페이지에 마련했다. 이는 각 가정에서도 건강한 식사를 즐길 수 있도록 한 것이다. 이 모든 노력의 목표는 맛과 먹는 일을 지켜서 몸과 마음의 회복을 돕고, 즐겁고 맛있는 식사로 웃음꽃이 피어나는 순간을 만드는 것이다.

맛있는 병원식 요리법

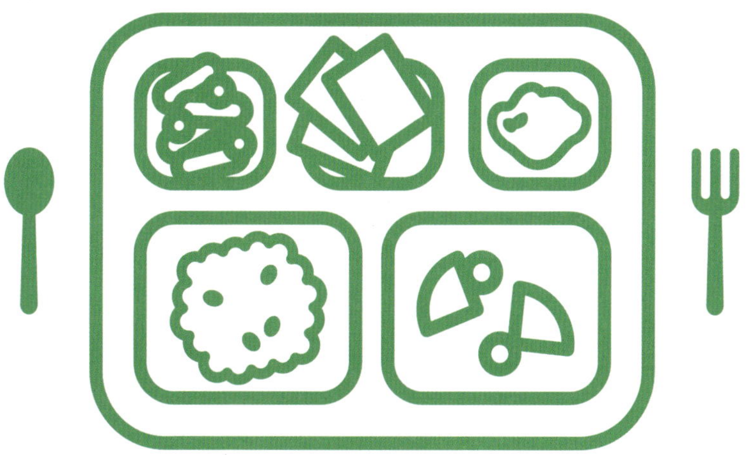

2023년과 2024년,

병원식 경연대회에서 2년 연속 준 그랑프리를 수상한 메뉴를

가정에서도 즐길 수 있도록 마련한 가정용 요리법!

모든 요리법은 2인분 기준으로 작성되었습니다.

* 병원식 특성상 일반적인 1인분보다 양이 적을 수 있습니다.
* 쌀밥과 과일 등 기본적인 구성 요소는 기재하지 않았습니다.

2023년 준 그랑프리 수상 메뉴의 가정용 요리법

① 옥수수 볶음밥

재료
쌀 약 200g
냉동 옥수수 2큰술
파 흰 부분 8~10cm 잘게 다진 것
닭 육수 1작은술
소금 1/10 작은술
후추 약간
참기름 2작은술
쪽파 약간

조리 방법
① 쪽파를 제외한 모든 재료를 밥솥에 넣는다.
② 밥솥 눈금에 맞게 물을 넣고 잘 섞은 뒤 취사한다.
③ 완성된 볶음밥을 그릇에 담고 쪽파를 올려 마무리한다.

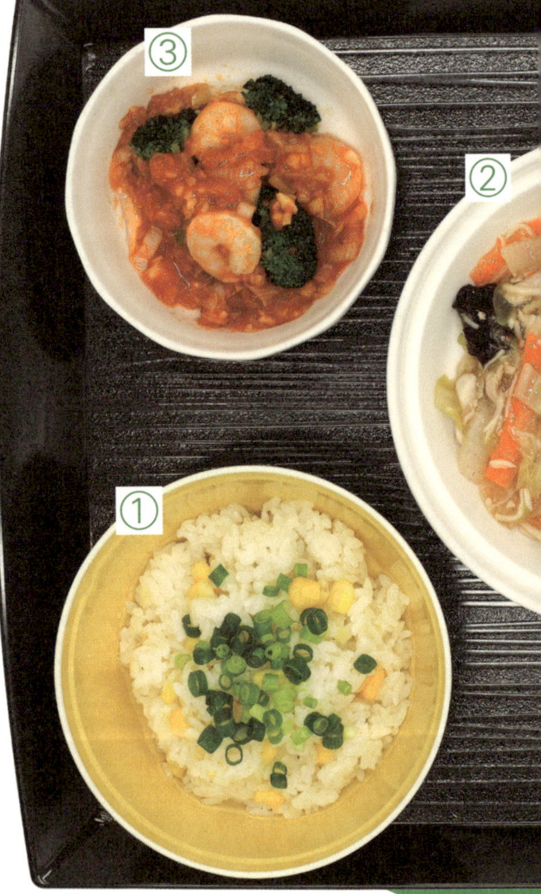

② 부드러운 돼지고기 조림

재료
얇게 썬 돼지고기 4장
게맛살 4줄
배추 큰 잎 1장 정도
당근 2~3cm
건조 목이버섯 1작은술
참기름 1작은술
닭 육수 1/2작은술
청주 1작은술
간장 1작은술
소금 · 후추 약간
물 100cc
물에 푼 전분 가루 1작은술

조리 방법
① 돼지고기는 얇게 썰고, 배추와 당근은 채 썬다. 목이버섯은 물에 불린 뒤 게맛살과
   함께 먹기 좋은 크기로 자른다.
② 냄비에 물을 끓이고 조미료와 재료를 모두 넣은 뒤 부드러워질 때까지 끓인다.
③ 전분 가루를 넣어 걸쭉하게 농도를 맞춘 뒤 마지막에 참기름을 넣고 마무리한다.

③ 칠리 새우 브로콜리

재료

껍질 벗긴 작은 새우 6~8마리
브로콜리 1/4 데쳐서 준비
파 흰 부분 5~6cm 채 썬 것
샐러드유 1작은술
다진 생강 1/2작은술
다진 마늘 · 두반장 약간

청주 1작은술
케첩 1큰술
설탕 · 간장, 닭 육수 약간
물 30cc
물에 푼 전분 가루 1/2작은술

조리 방법

① 프라이팬에 샐러드유를 두르고 다진 생강 · 마늘, 두반장을 넣어 볶아 향을 낸 후 새우와 파를 넣고 함께 볶는다.
② 나머지 조미료와 물을 넣어 살짝 졸이고 전분물로 걸쭉하게 만든다.
③ 마지막에 브로콜리를 넣고 가볍게 섞어 완성한다.

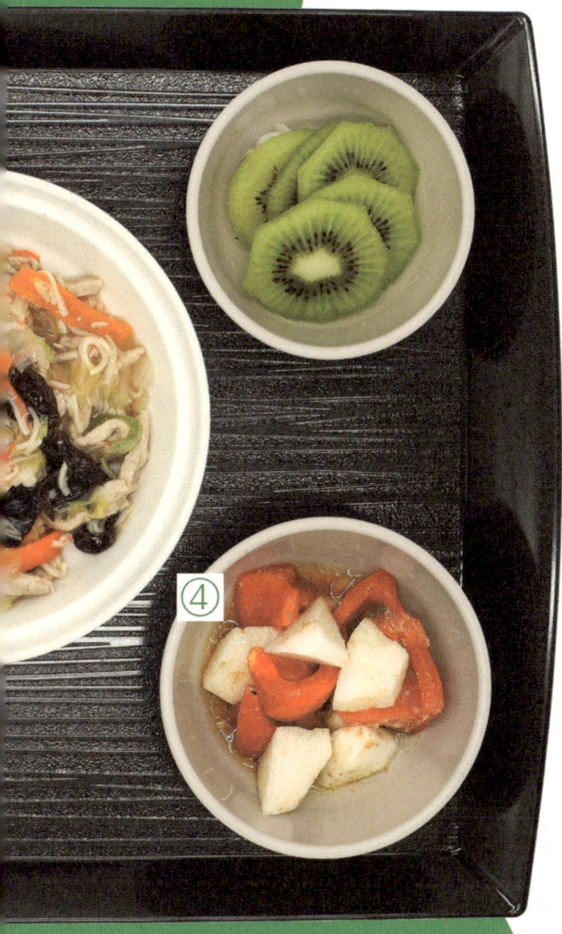

④ 토마토 참마 중화 무침

재료

토마토 1/2개
참마 5~6cm
식초 2작은술
간장 1작은술
설탕 1작은술
참기름 1/2작은술
간 깨 약간

조리 방법

① 토마토와 참마를 한입 크기로 썬다.
② 볼에 모든 조미료와 간 깨를 넣고 가볍게 무쳐 완성한다.

① 밀라노풍 커틀릿

커틀릿

재료
닭 다리 살 1/2장
백포도주 1/2큰술
소금 1/10작은술
후추 약간
다진 마늘 1/2작은술
밀가루 1작은술
A(빵가루 1큰술, 치즈 가
루 2작은술, 파슬리 가루
약간, 올리브유 1.5큰술)

토마토소스

재료
양파 1/4개 잘게 다진 것
올리브유 1작은술
토마토 통조림 1/4캔
다진 마늘·콩소메·소금
·후추·건조 바질 약간

조리 방법
① 닭 다리 살을 백포도주, 소금,
후추, 다진 마늘에 30분 이상
재운다.
② 팬에 올리브유를 두르고 양파
를 볶은 뒤 토마토 통조림과
조미료를 넣고 끓인다. 불을
끄고 마지막에 건조 바질을 넣
어 토마토소스를 완성한다.
③ ①의 밑간한 닭고기에 밀가루,
섞어둔 A 순서로 묻힌 뒤 프라
이팬 또는 오븐에서 양면을 노
릇하게 굽는다.
④ 접시에 ③을 담고 ②의 소스를
얹어 완성한다.

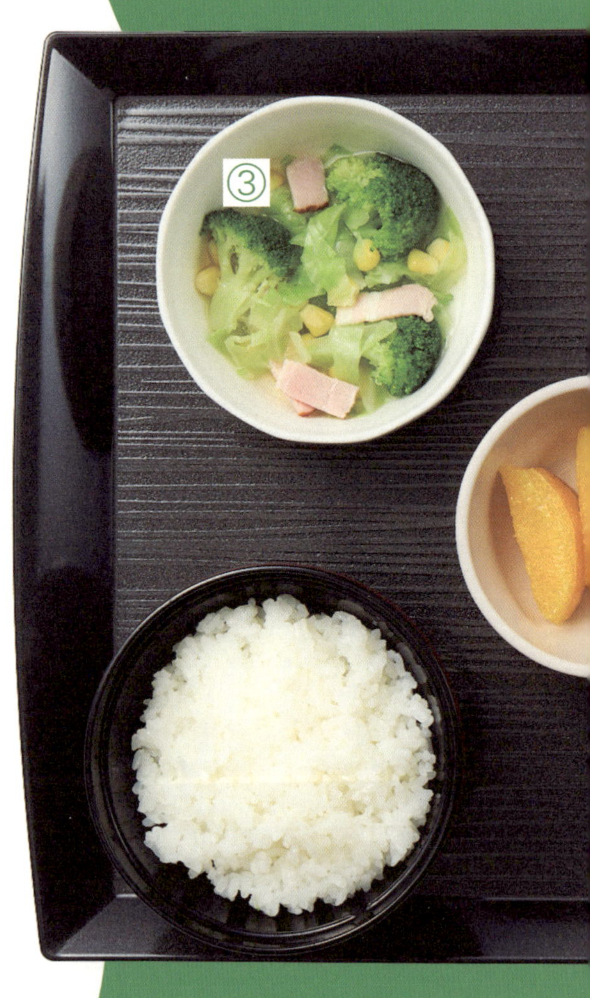

② 머스터드 맛 고구마 샐러드

재료

고구마 1/4개	홀그레인 머스터드 1작은술
양상추 1장	식초 1작은술
오이 1/5개	설탕 · 소금 · 후추 약간
양파 2cm	
마요네즈 1.5큰술	

조리 방법

① 고구마는 껍질을 벗겨 먹기 좋게 썰어 물에 담갔다가 전자레인지에 넣어 익힌 후 식힌다.

② 양상추는 채 썰고 오이는 둥근 모양으로 썰며 양파는 얇게 썬다.

③ ①과 ②를 섞은 뒤 드레싱을 넣어 버무린다.

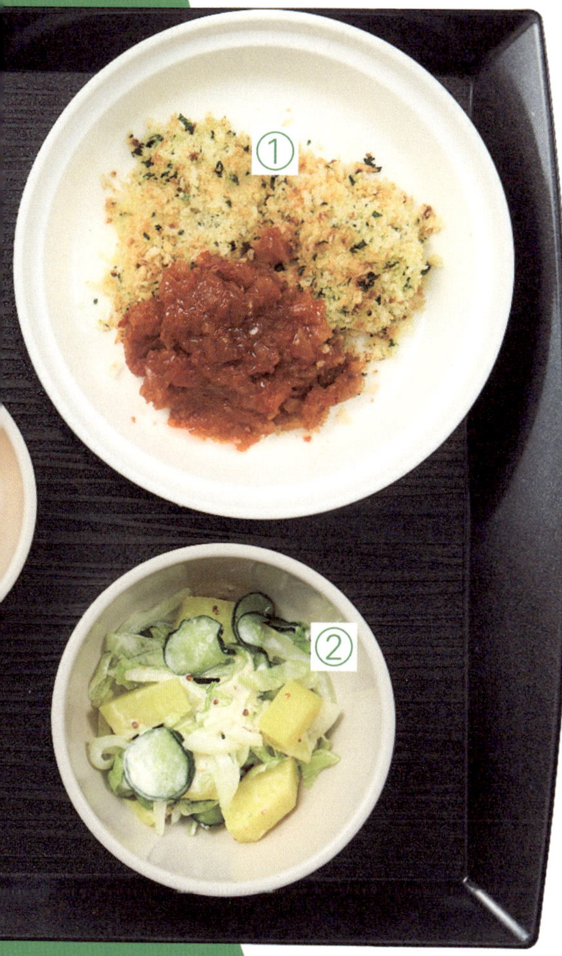

③ 채소 콩소메 조림

재료

양배추 큰 크기 1장 직사각형 모양으로 자른 것
베이컨 1장 직사각형 모양으로 자른 것
냉동 옥수수 2작은술
브로콜리 6~8조각
콩소메 1/2작은술
소금 · 후추 약간
물 4큰술

소리 방법

① 냄비에 모든 재료와 물을 넣고 뚜껑을 덮어 충분히 익힌다.

② 재료가 익으면 조미료를 넣어 간을 맞춘다.

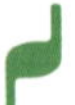# 병에 걸리면 어떻게 먹어야 할까?

암에 걸리면 어떻게 먹어야 할까?

이 책을 읽는 독자 중에는 위암이나 다른 암으로 치료 중이거나 요양 중인 사람도 있을 것이다. 암에 걸렸을 때 어떻게 먹어야 하는지는 필자의 전문 분야이기도 하다. 이전에 집필한 《がん研有明病院の胃がん治療に向きあう食事암연구회아리아케병원의 위암 치료를 위한 식사》에서도 이를 자세히 다루었지만, 이번 장에서는 그중에서도 핵심을 간단히 설명하고자 한다.

과거에는 '위암=죽음'이라는 이미지가 강해 병의 진행보다 먼저 마음이 꺾이는 경우가 많았다. 하지만 지금은 위암을 치료할 수 있는 암으로 인식하는 사람이 늘고 있다. 실제로 2024년 일본국립암연구센터의 발표에 따르면 위암 전체의 10년 생존율은 56.8퍼센트, 조기 발견 시에는 77.6퍼센트에 달한다. 예전에는 위암 수술 후 급격한 체중 감소가 흔했지만, 최근에는 수술 전과 크게 다르지 않은 모습으로 맛있게 식사하며 암 이전의 생활을 되찾는 환자들이 많아졌다. 이는 식욕을 조절하는 호르몬 '그렐린'을 분비하는 부위를 남겨두는 수술법과 체계적인 영양 지원 덕분이다. 위암 절제 후의 식사 내용은 92페이지를 참조하길 바라며, 여기서는 전문적인 내용을 간단히 소개하겠다.

위암 수술 후뿐만 아니라 암 환자의 약 절반은 체중이 감소하며 그중 3분의 2는 5퍼센트 이상 체중이 줄어든다. 암 환자의 체중 감소는 지방이 아닌 근육부터 줄어드는 것이 특징이다. 예를 들면 체중이 50킬로그램인 사람은 47.5킬로그램 이하로 떨어질 수 있다. 단순히 지방이 줄어드는 것이라면 반가운 일일 수 있지만 실제로는 근육 손실로 인해 체력이 저하되는 결과를 초래한다. 암세포에서 분비되는 PIF(단백질 분해 유도 인자 Proteolysis Inducing Factor)는 근육 손실의 주요 원인 중 하나이다. 이 물질은 단백질과 당의 소모를 촉진하고, 이에 따라 에너지가 부족해지면 몸이 이를 보충하기 위해 근육을 연소시켜 결과적으로 근육량이 감소하게 된다.

또한 암세포는 사이토카인이라는 염증 유발 물질을 분비해서 체내에 만성 염증을 일으키고, 그 결과 에너지가 과도하게 소모되어 발열·피로·식욕 부진이 나타난다. 여기에 더해 수술, 방사선 치료, 항암 치료 등도 구내염 등 염증을 유발해서 회복을 방해한다. 이러한 이유로 아무리 노력해 먹어도 체중이 잘 늘지 않으며 결국 근육 감소와 체중 감소가 체력 저하로 이어진다. 그 결과 합병증 위험이 커지고 항암 치료나 수술 같은 필수 치료를 받기 어려운 상태가 된다. 결국 암과 싸우는 힘 자체가 약화하는 것이다.

병원식은 환자가 체중 감소와 근육 손실 상태에 빠지지 않도록 세심하게 설계되어 제공된다. 암 환자에게 필요한 영양은 단순히 균형 삽힌 식단이나 영양가 높은 음식이 아니라, 암 치료를 이겨내고 치료 이후에도 활기찬 삶을 이어가기 위한 '영양 치료'이다.

예를 들면 양질의 단백질 섭취를 위해 염증을 줄이고 단백질 분해 유도 인자의 양과 활성을 억제하는 EPA(에이코사펜타엔산)가 풍부한 등푸른 생선을 식단에 포함한다. 또 근육에 함유된 필수아미노산의 30~45퍼센트를 차지하며 근육의 단백질 분해를 막아주는 BCAA(가지사슬아미노산: 발린, 류신, 이소류신)가 풍부한 대두, 치즈, 참치 등을 적극적으로 섭취하도록 한다. 이처럼 과학적 근거에 기반한 전문적인 식단 연구가 활발히 이루어지고 있다.

집에서도 할 수 있는 영양식의 세 가지 포인트

암 수술 후 집에서 요양할 때는 체중 감소, 특히 근육 감소에 각별한 주의가 필요하다. 체력이 저하되고 면역력이 약해지면 결국 암과 싸우는 힘이 떨어지기 때문이다. 이를 예방하기 위해서는 집에서도 실천할 수 있는 세 가지 영양 관리 포인트를 기억하는 것이 중요하다.

포인트① 양질의 단백질 섭취

체중 감소의 주요 원인 중 하나는 근육 감소이다. 근육을 늘리려면 좋은 단백질과 오메가3 지방산을 충분히 섭취해야 한다.

단백질은 생명 유지에 꼭 필요한 영양소로 스무 가지 아미노산으로 이루어져 있으며 그 양과 배열, 구조에 따라 특성이 다르다. 특히 양질의 단백질은 아미노산이 균형 있게 포함된 단백질을 말하며, 아미노산 함유 균형, 즉 아미노산 스코어가 높은 단백질일수록 체내 이용 효율이 높고 노폐물 생성이 적다. 이러한 단백질은 고기, 생선, 우유·유제품, 달걀, 콩·콩제품 등에 풍부하며 콩류를 제외하면 대부분 동물성 식품이다. 치료 후 회복기에는 곡류나 채소류 같은 식물성 식품이 더 건강하다고 생각하기 쉽지만 실제로는 필수 아미노산이 부족하거나 균형이 맞지 않아 단백질의 이용 효율이 낮고 충분한 양을 확보하기 어렵다. 따라서 두부 같은 식물 단백질을 섭취할 때는 반드시 고기나 생선 같은 동물 단백질과 함께 섭취해야 한다.

또한 오메가 지방산이 풍부한 식품으로는 아귀, 고등어, 정어리, 꽁치 같은 등푸른생선과 해산물, 그리고 일부 동물성 지방이 있다.

포인트② 같은 양이라면 고열량·고영양식

먹는 양이 적어 충분한 영양을 섭취하지 못할 때는 같은 양이라도 영양을 효율적으로 흡수할 수 있는 고열량·고영양 식품을 섭취해야 한다. 예를 들면 생크림을 사용한 조림 요리나 EPA가 풍부한 고등어 등 등푸른생선을 활용한 요리처럼 적은 양으로도 영양이 풍부하고 높은 에너지를 얻을 수 있는 메뉴가 효과적이다. 생선은 담백한 흰살생선보다 기름기가 많은 등푸른생선이 좋고 닭고기는 가슴살보다 다리 살을 선택하는 것이 바람직하다. 탄수화물은 대두보다 잠두콩, 감자, 토란 등이 더 적합하다. 또한 채소 무침에 소량의 기름을 더하거나 요리 완성 단계에 버터를 넣어 풍미를 높이는 것도 좋다. 생선을 구울 때 마요네즈를 발라 고에너지 지방을 효율적으로 활용하는 방법도 효과적이다.

포인트③ 박하잎을 효과적으로 활용하기

위 수술 후에는 위가 음식물을 저장하거나 단백질과 지방의 일부를 분해하는 기능을 잃게 되어 여러 불편한 후유증이 나타날 수 있다. 대표적으로 가슴쓰림이나 음식물이 한꺼번에 소장으로 내려가 발생하는 덤핑 증후군이 있다. 덤핑이란 원래 덤프트럭이 흙이나 짐을 한꺼번에 쏟아내는 것을 의미한다. 식후 5~30분 이내에 나타나는 조기 덤핑 증상으로는 식은땀, 두근거림, 현기증, 저림, 나른함 등이 있다. 그리고 식후 2~3시간 후에 나타나는 만기 덤핑 증상으로는 두통, 권태감, 발한, 현기증, 맥박 및 호흡 증가 등의 증상이 있다.

이럴 때 도움이 되는 것이 바로 박하잎이다. 입맛이 없을 때 박하잎 2~3장을 씹으면 기분이 상쾌해지고 소화에 도움이 되며 가슴쓰림이나 덤핑 증후군 예방에도 효과적이다. 식사 중에는 박하잎을 띄운 박하수를 마시는 것도 좋은 방법이다.

평생 '먹을 수 있는 입' 지키기

'먹는 일'이 힘들어지는 섭식 · 연하 장애

우리는 평소 당연하게 식사를 한다. 하지만 씹기(저작)와 삼키기(연하)는 입과 목의 근육 그리고 신경이 정교하게 협력해야 가능한, 매우 고도의 작업이다. 따라서 병이나 노화로 체력이 떨어지거나 근육과 신경이 제대로 기능하지 못하면 먹는 것 자체가 힘들어진다. 또한 통증이나 소화관이 좁아지는 소화관 통과 장애 현상 등이 원인이 되어 섭식 · 연하가 불가능해지기도 한다. 특히 암 환자의 경우 방사선 치료로 침 분비 감소와 같은 부작용이 나타나거나, 항암 치료로 점막 염증과 미각 장애가 발생해 먹는 일이 고통스러워질 수 있다. 이에 따라 식사의 즐거움이 사라지고 영양 상태가 악화하며 근육이 감소해 체력 및 면역력 저하로 이어지는 악순환이 발생한다.

집에서도 가능한 조리 아이디어

섭식 · 연하 기능에 문제가 생기면 '먹는 일'을 유지하는 데 큰 어려움이 생기며 이는 전반적인 건강 유지에도 심각한 영향을 미친다. 섭식이나 연하에 어려움이 있으면 가정에서도 조리 시 다양한 방법을 적용해야 한다. 음식을 안전하게 섭취하기 위해서는 삼키기 쉬운 형태로 조리하는 것이 중요하다. 젤리나 푸딩처럼 부드럽게 목을 통과하는 음식이 이에 해당한다.

반면 다음과 같은 형태의 음식은 조리 시 특별한 주의가 필요하다.

〈묽은 액체(차, 된장국 등)〉

→ 걸쭉하게 만들어 제공

〈퍽퍽한 음식(빵, 카스텔라, 감자류, 삶은 달걀 등)〉

→ 우유 같은 수분과 함께 제공

〈쫄깃한 음식(떡, 경단 등)〉

→ 목에 걸리지 않도록 작게 만들고, 전분 가루나 두부를 이용해 떡 · 경단 모양으로 제공

〈뭉쳐져 있지 않은 음식(고기, 오징어, 문어, 곤약 등)〉

→ 마요네즈로 무치거나 달걀 · 밀가루를 넣어 부드럽게 제공

이 외에도 입안에 달라붙는 얇은 음식(김, 미역, 얇은 과자 등)이나 강한 신맛으로 기침을 유발할 수 있는 음식(초무침, 감귤류 등), 단단해 목에 걸리기 쉬운 음식(견과류, 콩 등)은 주의해야 한다. 특히 단단한 재료는 칼집을 넣어 씹기 쉽게 만들어 조리하는 것이 좋다.

올바른 자세로 오연誤嚥 예방

삼키기 쉬운 음식을 준비했다면 실수로 잘못 삼키지 않도록 안전한 자세를 확보하는 것이 중요하다. 간호하는 사람은 환자가 편안한 자세를 취하도록 도와주고 싶겠지만 올바른 자세는 올바른 삼킴에 필수적이다. 특히 뒤로 기대는 자세는 편해 보이지만 오연의 원인이 될 수 있으므로 쿠션이나 등받이 의자를 활용해 적절히 조절해야 한다. 또한 환자가 불편해

보이더라도 도움을 주기보다는 스스로 먹도록 권유하는 것이 중요하다. 스스로 먹으면 식사에 집중할 수 있어 오연을 예방하는 데 도움이 된다.

스스로 먹을 수 있도록 모든 사람이 편하게 식사할 수 있게 만든 유니버설 식기나 재활 식기류도 시중에서 쉽게 구매할 수 있으므로 적극적으로 활용하면 좋다. 이러한 식기에는 손힘이 약해졌거나 한 손으로 식사해야 하는 사람을 위해 뜨기 쉽고 잡기 쉬우며 먹기 편하도록 설계된 다양한 아이디어가 적용되어 있다.

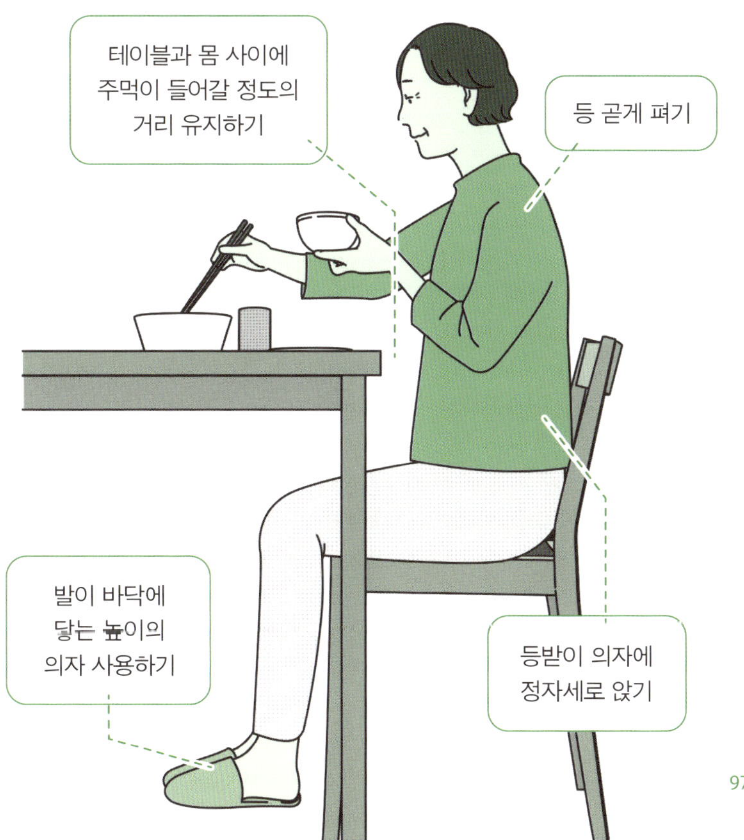

음식이나 수분이 기도로 잘못 들어가는 것을 오연이라고 한다. 젊은 사람도 급하게 음식을 삼킬 때 음식이 식도가 아닌 기도로 들어가 기침을 심하게 할 수 있지만, 고령자나 환자의 경우에는 이러한 오연이 매우 위험할 수 있다. 오연은 연하 장애(삼킴곤란)로 인해 발생한다. 일반적으로 음식물을 삼킬 때 목 깊은 곳에 있는 후두개가 닫혀 기도의 입구를 막는 연하 반사가 일어나 음식물이 기도로 들어가는 것을 방지한다. 이 과정에서 인체는 자연스럽게 음식물과 공기를 구별해 올바른 통로로 유도하게 된다. 그러나 노화나 질병으로 인해 연하 반사 기능이 약해지면 음식을 삼킬 때 후두개가 제대로 닫히지 않아 음식물이나 음료가 기도로 들어가 오연이 발생할 수 있다.

한 번이라도 오연을 경험한 사람이라면 그 고통이 매우 심하다는 것을 알겠지만 문제는 거기서 끝나지 않는다. 침, 음식물, 역류한 위산 등이 기도로 들어가면 오연성 폐렴으로 발전할 수 있다. 오연성 폐렴은 생명을 위협하는 심각한 질환으로, 일본에서는 2022년 사망 원인 6위였으며 2020년에는 약 4만 명이 이 질환으로 사망했다.

오연성 폐렴으로 이어지는 '입의 쇠퇴' 예방하기

오연성 폐렴은 특별한 세균이 아닌 평소 입안에 존재하는 일반 잡균에 의해 발생한다. 이를 예방하기 위해서는 가정에서의 일상적인 구강 관리와 더불어 주 1회 치위생사에게 전문적인 구강 관리를 받는 것이 효과적이다. 구강 기능이 저하된 상태를 오럴 프레일이라고 하며 이는 구강 기능 장애를 의미한다. 오럴 프레일의 주요 증상으로는 딱딱한 음식을 씹기 어렵거나 자주 사레에 걸리고 음식물을 흘리는 일이 생기며 입이 건조하거나 입 냄새가 난다. 또한 치아 개수가 부족하거나 발음이 부정확해 대화 중 되묻는 일이 잦아진다. 일본영양치료학회에서는 많은 치과의사가 회원으로 참여해 섭식과 연하와 관련된 구강 관리 및 오럴 프레일 예방 대책을 논의하고 있다.

실제로 구강 환경을 정비하면 수술 후 폐렴 발병률이 낮아지는 등 환자에게 긍정적인 효과가 많다. 반대로 구강 관리를 제대로 하지 않아 위생 상태가 나쁘면 충치나 치주병뿐 아니라 위험한 감염증이나 뇌경색을 유발할 수 있으며 섭식·연하에도 악영향을 미친다. 여러 연구에서도 구강 관리와 오럴 프레일 대책이 건강 유지에 도움이 된다는 결과가 확인되었으며, 나이가 들수록 구강 건강은 더욱 중요하다. 먹는다는 것은 곧 살아간다는 것이며, 먹는 일의 출발점은 생명의 입구인 '입'이다.

먼저 섭식·연하를 위해 오럴 프레일 대책에 대해 알아보자. 연구에 따르면 오럴 프레일이 있는 고령자는 2년 후 신체적 프레일이 될 위험과 4년 후에 요양이나 간호가 필요한 상태가 될 위험이 각각 2.4배 높아지는 것으로 밝혀졌다. 오럴 프레일이 의심될 때는 평소 다니는 치과나 일본 노년치과의학회 전문의 또는 해당 학회에서 자격을 인증받은 인증 의사와 상담하는 것이 좋다. 또한 스스로 간단히 상태를 확인할 수 있는데, 다음 페이지 표에 제시된 다섯 가지 항목 중 두 가지 이상에 해당한나면 오럴 프레일일 가능성이 높다.

	해당	비해당
치아가 몇 개입니까? (브리지나 크라운을 씌운 치아는 포함, 임플란트는 제외)	0~19개	20개 이상
6개월 전보다 단단한 음식을 먹기가 힘들어졌나요?	네	아니요
차나 국물 등에 사레가 들린 적이 있습니까?	네	아니요
입속 건조함이 신경 쓰입니까?	네	아니요
평소 대화할 때 발음이 부정확할 때가 있습니까?	네	아니요

# 영양 저장고인 근육을 늘리는 방법

사르코페니아와 프레일 예방하기

영양은 질병의 치료와 예후에 깊이 관련되어 있으며 영양 상태를 개선하기 위해 가장 중요한 것은 근육을 유지하는 것이다. 인체에서 에너지를 저장하는 주요 기관은 간과 근육, 그중에서도 골격근이며 간에 저장된 에너지는 비교적 쉽게 소모된다. 그 이후에는 근육에 저장된 에너지를 사용하게 되므로 영양이나 운동이 부족하면 근육이 줄고 체중이 감소하는 구조가 된다.

특히 고령자의 경우 조금만 먹지 못하거나 걷지 못하는 상황이 되어도 빠르게 노화로 인한 심신의 쇠약 상태인 프레일이나 사르코페니아로 이어질 수 있다. 사르코페니아는 단순한 노화가 아니라 근육량 감소와 근력 저하가 나타나는 질환이다. 일상생활에서 걷기나 일어서기 같은 기본적인 동작조차 어려워지고 넘어질 위험이 커져 혼자 생활하기 힘들어지는 상태를 의미한다. 또한 사르코페니아는 다양한 질병의 중증화와 생존 기간에도 영향을 미치는 것으로 알려져 있다. 이에 따라 수술받지 못하거나 항암제를 지속해서 투여할 수 없는 상황이 발생하기도 한다. 따라서 근육량 특히 장요근과 같은 속근육을 유지하는 것은 삶을 지탱하고 건강을 유지하기 위한 매우 중요한 요소라 할 수 있다.

하루 6천 보 이상 걷기

기타사토대학병원에서는 입원 후 수술이나 치료를 받기 전부터 근력과 체력 저하를 막기 위해 재활을 권장한다. 필자가 앞서 설명한 것처럼 근력이 심하게 저하된 환자의 경우에는 수술을 연기하고 먼저 근육을 유지하도록 지도하기도 한다. 입원 중에 계속 누워만 있으면 하루에 약 1퍼센트, 일주일이면 약 10퍼센트의 근육이 줄어들기 때문에 반드시 운동을 병행하면서 영양을 함께 섭취해야 한다.

운동 중 가장 좋은 방법은 걷기이며, 하루 6천 보 정도 걷는 것이 이상적이다. 다만 이는 건강한 사람을 기준으로 한 수치이므로 위암 수술 환자는 "수술 후 며칠째에는 몇 보 정도 걸으세요."라는 식으로 단계별 목표를 설정해 점진적으로 근력을 회복할 수 있도록 돕고 있다.

더 잘 걷는 방법

체력이 크게 떨어진 환자의 경우 수술 전에 물리치료사에게 재활을 의뢰하기도 한다. 예를 들어 '2층까지 스스로 계단을 올라갈 수 있으면 수술할 수 있다.'라는 목표를 세우고, 이에 맞춰 재활 프로그램을 수행하며 수술을 준비하는 예도 있다. 재활 치료에서는 전신 근육을 단련하는 것이 중요하지만 그중에서도 핵심은 하체, 즉 다리와 허리를 강화하는 것이다. 하체가 충분히 단련된 후에는 걷기가 특히 중요하다.

기타사토대학병원은 환자들이 즐겁게 걷기를 실천할 수 있도록 다양한 방법을 도입했다. 병동 복도 벽에는 걷기 동선과 거리가 표시되어 있어 환자들이 몇 미터를 걸었는지 또는 한 바퀴를 돌면 얼마나 되는지를 쉽게 확인할 수 있다. 또 중간에 포기하지 않도록 응원 메시지도 적어 놓았다. 환자들은 병원 전용 만보기를 휴대하며 걸음 수를 기록하고 "오늘은 이만큼 걸었어요."라고 주치의나 간호사에게 수시로 보고한다. 이 만보기는 2주간의 활동량을 기록할 수 있어 환자의 체력 향상 정도를 수치로 확인할 수 있으며, 이러한 과정이 환자들에게 큰 동기 부여가 된다. 이러한 활동은 환자들의 건강 의식을 높이는 데에도 큰 도움이 되었고, 걷기 습관이 없던 사람들도 점차 걷기를 하루의 일과로 받아들이게 되었다.

'자세 유지 근육'을 단련해 사르코페니아 예방하기

영양을 제대로 섭취하기 위해서는 식사 시 올바른 자세가 매우 중요하다. 올바른 자세는 소화와 흡수를 원활하게 도와줄 뿐 아니라 오연을 예방하는 데에도 도움이 된다. 이때 중요한 것이 '자세 유지 근육'이다. 자세 유지 근육은 말 그대로 앉은 자세를 바르게 유지하게 하는 근육을 의미하며 장요근과 복부 주위의 복근군이 여기에 속한다. 이 근육들이 약해지면 골반이 뒤로 기울어지면서 등이 굽게 되고 결과적으로 내장이 압박되어 음식물이 위로 들어가기 어려워진다. 따라서 식사 중에는 골반을 곧게 세워 바르게 앉는 것이 중요하며, 이를 위해 장요근과 복근군을 강화하는 운동을 하는 것이 좋다.

잘 걷기 위해 항중력근 단련하기

걷기가 건강에 좋다는 것은 잘 알려졌지만, 다리와 허리 근력이 약해지면 걷고 싶어도 넘어질까 두려워 쉽게 시도하지 못하는 경우가 많다. 이럴 때는 TV를 보면서 제자리에서 발을 구르거나 의자의 등받이를 잡고 제자리걸음을 하는 것도 좋은 방법이다.

넘어지는 가장 큰 원인은 다리 근력 부족이기 때문에 자세 유지, 서기, 걷기 동작의 기본이 되는 항중력근을 단련하는 것이 중요하다. 항중력근은 지구의 중력에 맞서 서거나 앉는 등 자세를 유지하게 해 주는 근육을 말한다. 항중력근은 크게 다섯 부위로 나눌 수 있다. 등에는 척추기립근과 광배근, 복부에는 복직근과 장요근, 엉덩이에는 대둔근, 허벅지에는 대퇴사두근, 종아리에는 하퇴삼두근이 있다. 이 항중력근이 제 역할을 하며 서로 협력해 중력에 맞서 신체 균형을 유지한다.

항중력근
척추기립근
장요근
복직근
대둔근
대퇴사두근
하퇴삼두근

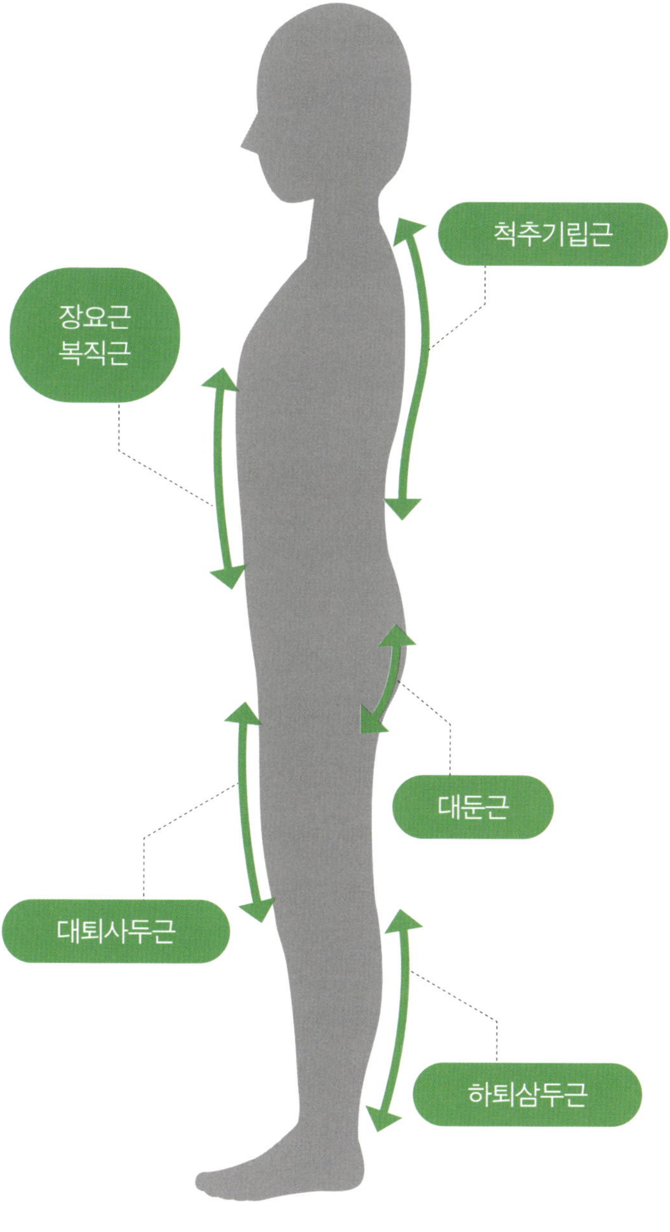

집에서도 할 수 있다! 기타사토식 근력 유지 운동

집에서도 할 수 있는 간단한 근육 운동

기타사토대학병원에서는 입원 전부터 근육 운동을 권장하며, 입원 중에도 의식적으로 근육을 유지할 수 있도록 돕고 있다. 병원에는 숙련된 물리치료사들이 다수 근무하며 환자의 재활을 위해 매일 정성을 다하고 있다. 이번에 소개할 근육 운동을 지도한 난리 유타 선생님도 그중 한 분으로, 새로운 방식을 적극 도입하며 재활 치료에 힘쓰고 있으며 최근에는 관련 논문도 발표했다. 109페이지부터 소개되는 운동법은 난리 선생님에게 배운 내용을 바탕으로 구성한 것으로, 현재 기타사토대학병원 입원 환자들에게도 안내하고 있다. 모두 간단한 동작으로 구성되어 누구나 쉽게 따라 할 수 있으며, 특히 첫 번째 운동인 '무릎 플랭크'는 필자가 평소 환자들에게도 자주 추천하는 운동이다. 이 여섯 가지 동작을 꾸준히 실천하면 근력 유지에 큰 도움이 될 것이다.

① 손쉽게! 무릎 플랭크

속근육이 잘 발달한 사람은 수술 합병증 발생률이 낮고 항암 치료 지속률이 높다는 데이터가 있다. 무릎 플랭크는 일반 플랭크보다 부담이 적어 근력이 약한 사람도 할 수 있으며 속근육을 효과적으로 단련할 수 있는 운동이다.

② 누구나 할 수 있다! 의자 스쾃

의자를 잡고 하는 스쾃으로, 대둔근과 대퇴사두근 강화에 효과적이다. 장요근, 햄스트링, 하퇴삼두근, 복근, 등근육 등 하체와 상체의 근육을 균형 있게 단련할 수 있는 전신 운동이다.

③ 항중력근 단련! 무릎 펴기

항중력근 중에서도 특히 중요한 허벅지 근육인 대퇴사두근을 강화하는 운동이다. 대퇴사두근은 일어서기, 걷기, 계단 오르기 등 일상생활의 기본 동작에 필수적인 근육으로 무릎 펴기 운동이 효과적이다.

④ 자세 개선! 발뒤꿈치 들기

간단하지만 운동선수의 재활에도 사용되는 동작으로 근력 강화와 운동 부족 해소에 도움이 된다. 특히 종아리 근육인 하퇴삼두근 등 항중력근을 효과적으로 단련할 수 있다.

⑤ 자세 유지 근육 단련! 허리 세우고 다리 들기

앉은 상태에서 안전하게 자세 유지 근육을 강화하는 훈련이다. 고관절 부위의 장요근을 의식하며 골반을 곧게 세운 상태에서 다리를 들어 올리면 효과적이다.

⑥ 앉아서도 할 수 있다! 간단 복근 운동

자세 유지 근육인 복근군을 단련하는 운동이다. 앉은 자세에서 호흡에 맞춰 배를 최대한 부풀린 뒤 약 3초 유지하고 다시 배를 넣어 3초 유지하는 동작을 반복한다. 이 과정을 통해 복부의 속근육을 강화할 수 있다.

운동법

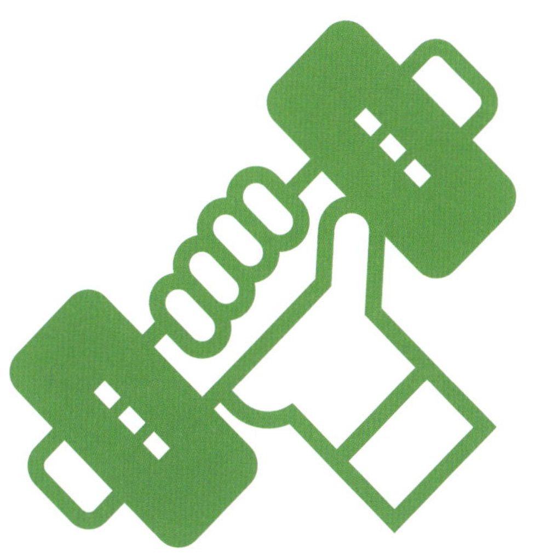

가정에서도 간단하게 신체를 단련하자!

의자 1개만 있으면 할 수 있는

총 6개의 간단한 가정용 맨 몸 운동법!

① 손쉽게! 무릎 플랭크

복부의 복횡근, 척추를 따라 위치하는 다열근 등 속근육을 효과적으로 단련할 수 있는 운동이다. 무릎을 바닥에 대고 실시하기 때문에 안전하게 체간 안정과 자세 유지에 쓰이는 근육을 강화할 수 있다.

10~30초 유지,
하루 3회 실시

Point.

✓ 몸이 젖혀지지 않도록 주의하고,
   골반을 약간 뒤로 기울이듯 몸통을 안정시킨다.
✓ 무릎 아래에 수건 등을 깔아 부담을 줄인다.
✓ 무릎에 통증이 있는 경우에는 실시하지 않는다.

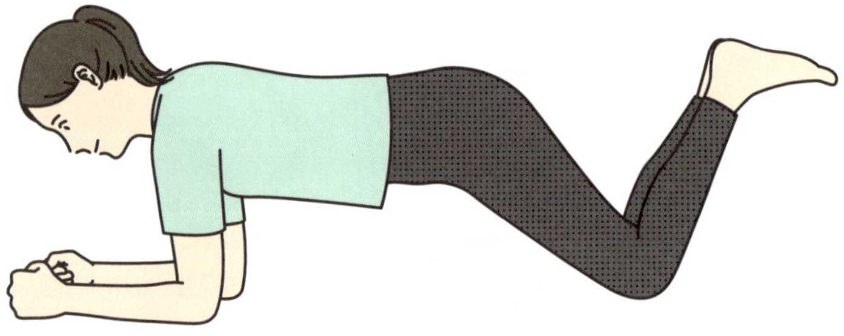

1. 엎드린 상태에서 양쪽 팔꿈치를 어깨 바로 아래에 두고 팔꿈치와 무릎으로 몸을 지탱한다. 이때 양손은 어깨너비로 벌린다.

2. 엉덩이가 처지지 않도록 주의하며, 10~30초간 자세를 유지한다.

② 누구나 할 수 있다! 의자 스쾃

의자를 잡고 하는 스쾃으로 대둔근과 대퇴사두근에 특히 효과적인 운동
이다. 또한 장요근, 햄스트링, 하퇴삼두근, 복근, 등근육 등 전신 근력 향상
에도 도움이 된다.

5초 동안 천천히 앉았다가
다시 5초 동안 천천히 일어선다.
10회가 1세트, 하루 3~5세트 진행

1. 의자를 준비하고 발을
   어깨너비로 벌려 선다.
2. 엉덩이를 뒤로 밀어내듯
   천천히 앉는 자세를 취한다.

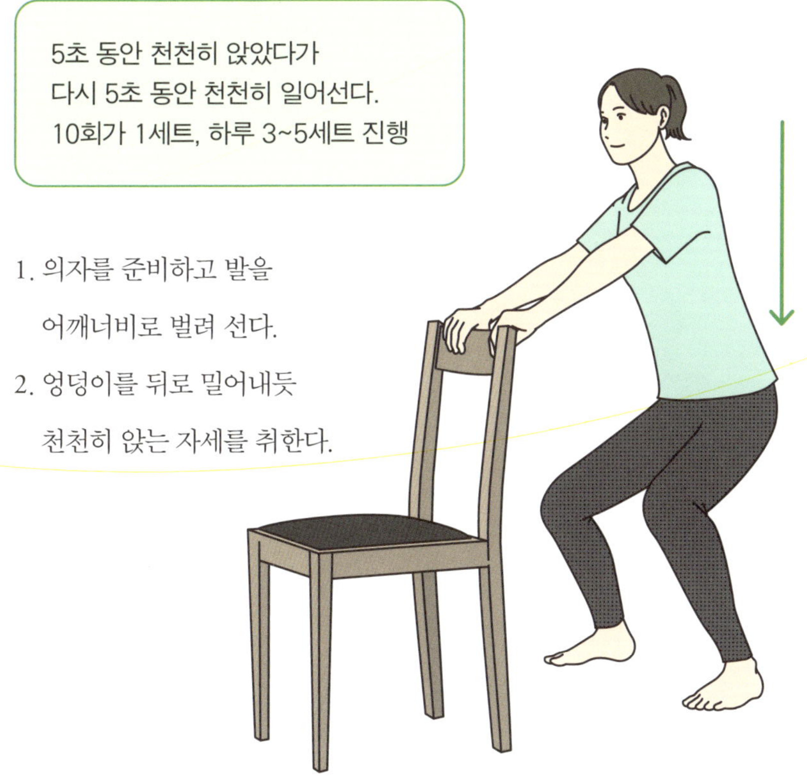

3. 무릎 각도가 90도에 가까워질 때까지
   굽힌 뒤 다시 천천히 일어선다.

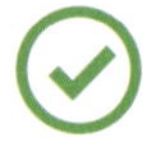

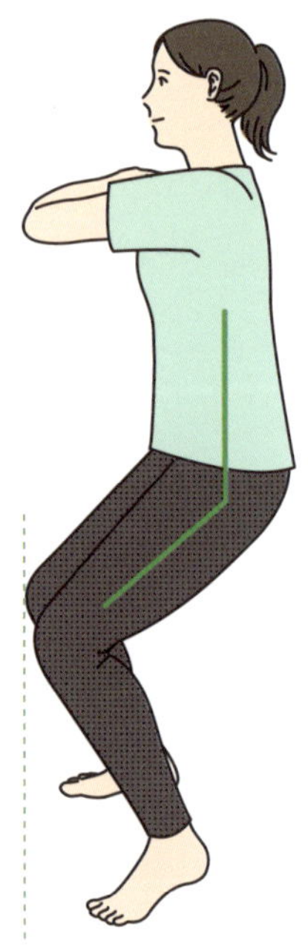

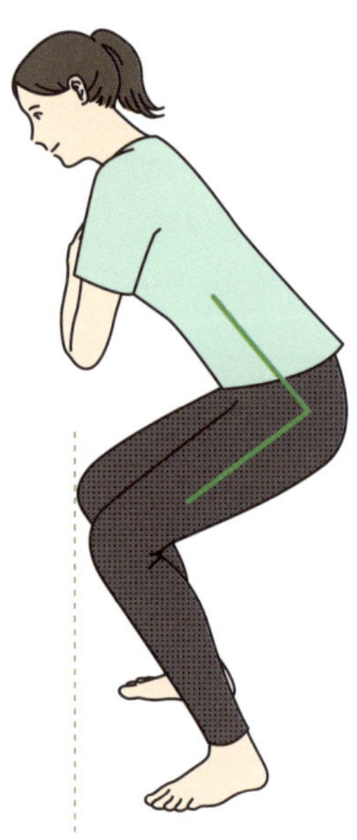

Point.

- ✓ 무릎 부상의 원인이 될 수 있으므로 무릎이 발끝보다 앞으로 나가지 않도록 한다.
- ✓ 허리를 곧게 세운 상태에서 엉덩이를 아래로 내린다.
- ✓ 90도까지 굽히지 않아도 된다.
- ✓ 균형이 무너질 것 같으면 조금만 내려도 괜찮다.
- ✓ 호흡을 멈추지 말고 천천히 이어간다.
- ✓ 5초 동안 무릎을 굽혔다가 5초 동안 다시 편다.

③ 항중력근 단련! 무릎 펴기

이 운동은 자세 유지 근육을 단련하는 체조로,

대퇴사두근과 복근을 단련하는 데 효과적이다.

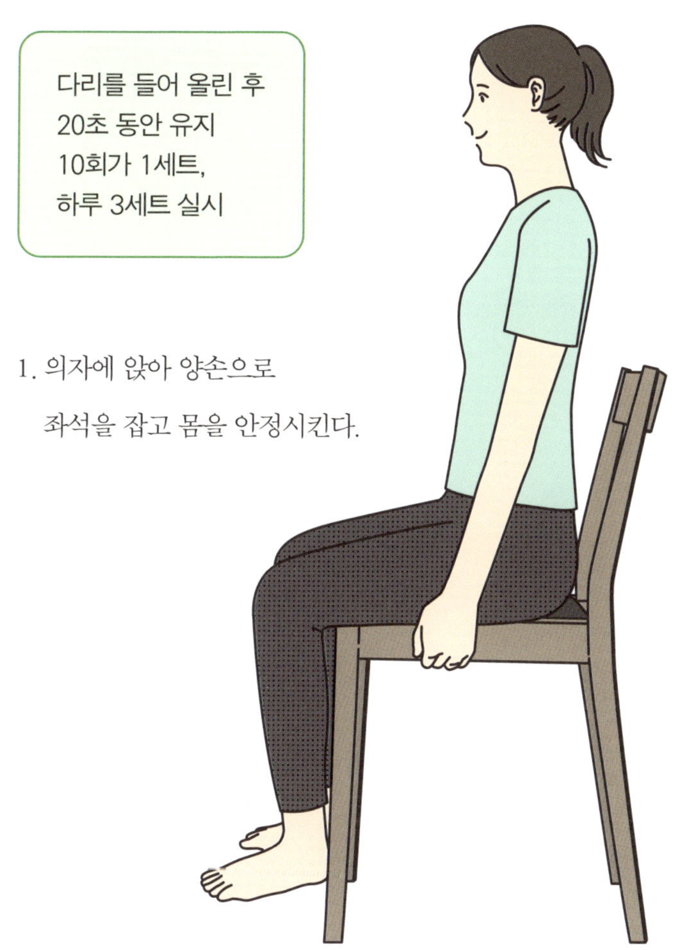

1. 의자에 앉아 양손으로

   좌석을 잡고 몸을 안정시킨다.

2. 한쪽 다리를 의자와 평행이 될 때까지

   곧게 뻗어 20초 유지한다.

3. 다리를 바꿔 같은 방법으로

   20초 유지한다.

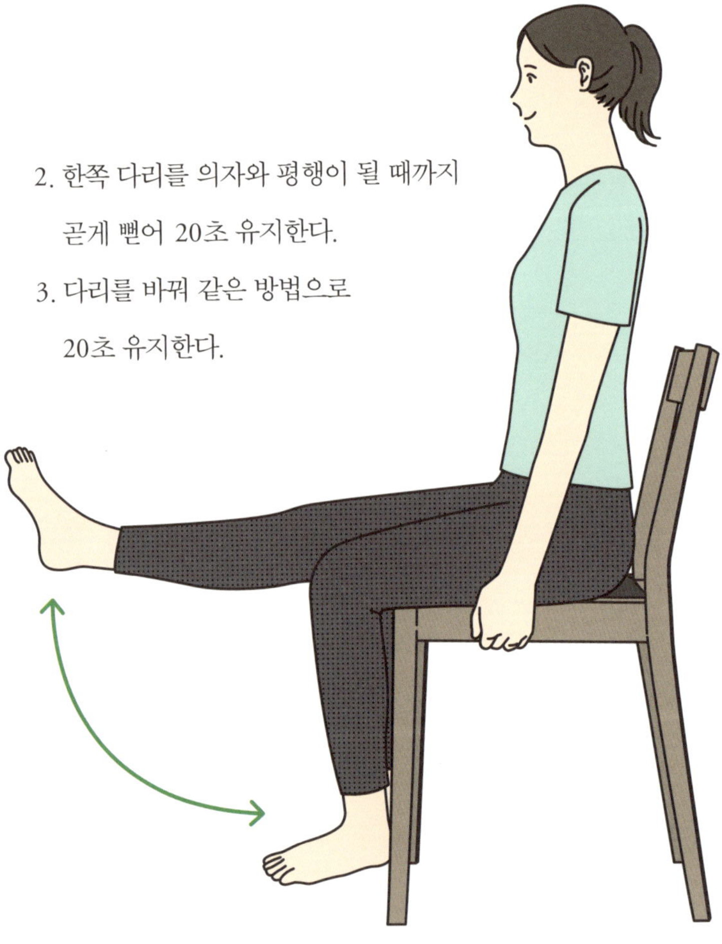

④ 자세 개선! 발뒤꿈치 들기

이 운동은 항중력근을 단련하며 특히 걸을 때 사용하는 종아리 근육,
즉 하퇴삼두근을 강화하는 데 효과적이다.

1. 의자나 바를 잡은 상태로
   서서 발뒤꿈치를 천천히
   들어 올린다.
2. 충격을 주지 않도록
   천천히 내려놓는다.

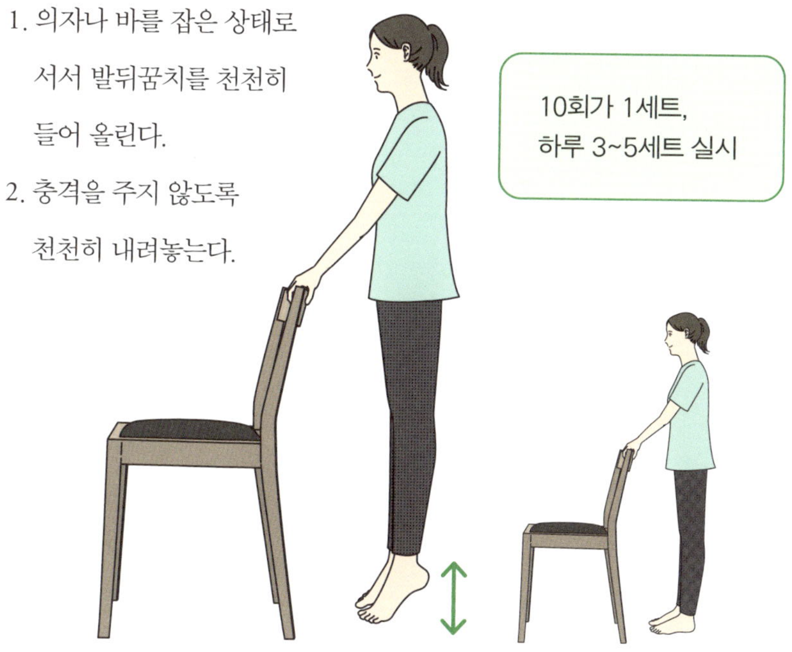

> Point.
>
> ✓ '뒤꿈치 내리치기' 운동이 아니다. 뒤꿈치를 단단한 바닥에 세게 내리찍는 동작은
>   발 뒤쪽이 약한 사람에게 부상 위험이 있디.
> ✓ 발바닥 · 종아리 · 엉덩이 등 하체 근육을 쉽게 강화할 수 있으며 동시에 속근육도
>   단련할 수 있다.

⑤ 자세 유지 근육 단련! 허리 세우고 다리 들기

앉은 상태에서 자세 유지 근육인 장요근을 안전하게 단련하는 운동이다.
골반을 곧게 세운 상태에서 해야 효과적이다.

> 좌우 10회가 1세트, 하루 3~5세트 실시

1. 등을 의자 등받이에서
   떼고 바른 자세로
   앉는다. 의자 좌석을
   잡아 몸을
   안정시킨다.

2. 좌우 허벅지를 교대로
   5센티미터 정도 들어
   올린다. 이때 허리를
   곧게 세운 상태를
   유지해야
   효과적이다.

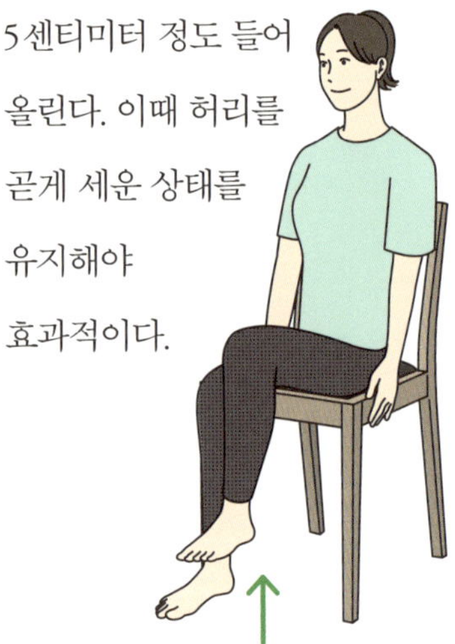

Point.

✓ 등이 굽으면 효과가 없다. 항상 골반을 세운 상태를 유지하고, 허벅지를 너무 높이
  들 필요는 없다.
✓ 고관절 부위의 장요근을 의식하면서 손으로 만져 근육의 움직임을 느끼며 실시한다.

⑥ 앉아서도 할 수 있다! 간단 복근 운동

이 운동은 자세 유지 근육인 복근군을 단련하는 데 효과적이다.

호흡에 맞춰 복부를 움직이며, 배를 부풀릴 때 속근육이 강화된다.

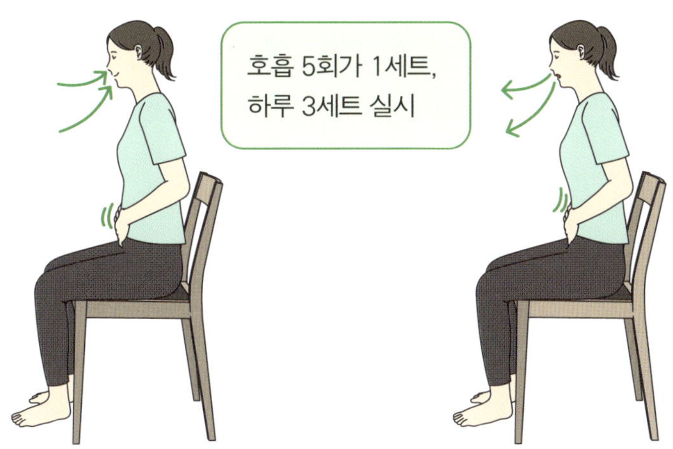

1. 앉은 상태에서 호흡에 맞춰 배를 최대한 부풀리고 3초간 유지한다.

2. 배를 최대한 집어넣고 공기를 모두 내보내면서 3초간 유지한다.

Point.

- ✓ '부풀렸다 유지하기'와 '집어넣고 유지하기'를 반복한다.
- ✓ 호흡을 멈추지 않고 들이쉴 때는 코로, 내쉴 때는 입으로 한다.
- ✓ 기본적으로 코로 들이쉬며 배를 부풀리고 입으로 내쉴 때 배를 집어넣지만, 처음에는 자연스럽게 해도 괜찮다.
- ✓ 서 있거나 누운 상태에서도 실시할 수 있다.

제5장

위암 치료의 현재와 미래

위암의 미래는?

위암을 예방할 수 있는 시대

과거에는 남녀 모두에게서 발병률과 사망률이 1위였던 대표적인 주요 암이 위암이었다. 그러나 최근 들어 그 양상이 크게 달라지고 있다. 남성의 경우 발병률은 전립선암·대장암·폐암에 이어 4위로, 여성은 유방암·대장암·폐암에 이어 4위로 내려갔다. 사망률 또한 남성은 폐암·대장암에 이어 3위, 여성은 대장암·폐암·췌장암·유방암에 이어 5위로 낮아졌다. 이러한 변화의 배경에는 헬리코박터 파일로리균 감염이 일본에서 발생하는 위암의 주요 원인이라는 사실이 있다. 위내시경 검사에서 만성 위염이 확인된 위암 예비군 환자에게 보험 적용으로 헬리코박터균 제균 치료가 가능해지면서 사실상 국민 제균 시대가 시작되었다. 그런데도 2019년 기준 위암 진단자는 남성 8만 5,325명, 여성 3만 8,994명으로 총 12만 4,319명에 달했으며, 2020년에는 위암으로 사망한 사람이 남성 2만 7,771명, 여성 1만 4,528명 총 4만 2,319명으로 집계되었다. 이는 여전히 위암이 많은 사람에게 위협적인 질병이라는 사실을 보여준다.

그러나 앞으로는 '위암은 제균 치료로 예방할 수 있는 시대'가 도래할 것으로 전망된다. 헬리코박터균 제균 치료의 확산과 함께 염장·절임 식품 섭취를 줄이는 생활 습관 개선이 보편화되면 일본의 5대 암 중 하나인 위암의 발생률도 장기적으로 크게 줄어들 것으로 예상된다. 특히 생활 환경이 개선되면서 젊은 세대의 헬리코박터균 감염률이 급격히 감소하고 있어, 이러한 변화는 머지않은 미래에 현실로 이어질 것으로 보인다. 게다가 위내시경 검진의 보급으로 위암의 조기 발견율이 높아지고 치료법도 빠르게 발전하고 있다. 이러한 추세가 지속된다면 가까운 미래에는 위암으로 사망하지 않는 시대가 도래할 가능성도 충분히 있다고 할 수 있다.

감염으로 인한 암 중 1위는 위암

암 중에는 예방이 가능한 종류들이 있으며 그 대표적인 예가 바로 위암이다. 예방할 수 있는 암의 주요 위험 요인으로는 흡연, 음주, 감염, 과체중, 운동 부족 등이 있다. 특히 위암은 헬리코박터 파일로리균 감염을 예방하거나 제균 치료를 하면 발병 자체를 막을 수 있는 것으로 알려져 있다. 실제로 위생 환경의 개선 덕분에 최근 헬리코박터균 감염률은 극적으로 감소했다. 이와 함께 감염을 막아 예방할 수 있는 또 다른 암으로는 인유두종바이러스HPV 감염에 의한 자궁경부암이 있다. 이 암은 10대 시기의 백신 접종을 통해 예방할 수 있다. 백신 접종이 보급된 일본 외의 선진국에서는 자궁경부암 발병률이 급격히 감소하고 있다.

위암 예방법은 단 세 가지

위암 예방에서 가장 중요한 것은 헬리코박터균 감염을 예방하거나 제균 치료를 받는 것이다. 이와 함께 금연과 짠 음식 섭취를 피하는 것이 중요하다. 2000년대 시행된 조사 결과에 따르면 흡연자의 위암 발병률은 비흡연자와 비교하면 남성은 1.8배, 여성은 1.2배, 전체적으로는 1.6배에 달하는 것으로 나타났다. 흡연자의 위암 발병률이 높은 이유는 담배 속 유해 물질이 위 점막을 손상시켜 암 발생을 촉진하기 때문이다. 또한 짠 음식을 피해야 하는 이유는 염분이 위 점막을 위축시켜 위암 발생 위험을 높이기 때문이다. 소금을 과다 섭취하면 위 점막이 자극받아 손상되며 이는 고혈압뿐 아니라 위 건강에도 악영향을 미친다.

환자 중 위암을 예방할 수 있는 음식을 물어보는 경우가 있다. 그러나 TV 건강 프로그램이나 인터넷, 건강 서적 등에서 소개하는 것처럼 '암을 예방하는 특별한 음식'이란 실제로 존재하지 않는다. 위암을 예방하는 방법은 헬리코박터균 제균, 금연, 염분 과다 섭취 금지 이 세 가지뿐이다. 이 세 가지를 꾸준히 실천하는 것이 위암을 예방할 수 있는 가장 확실한 방법이다.

 ## 늘어나고 있는 십이지장암 · GIST

십이지장암이 증가하는 이유

십이지장은 위와 소장을 연결하는 소화관으로, 최근 십이지장암의 진단 사례가 증가하고 있다. 원래 십이지장암은 위암이나 대장암에 비해 발병 빈도가 매우 낮은 희귀암으로, 전체 발병률은 약 0.01~0.02퍼센트 즉 인구 1만 명당 1~2명꼴이다. 십이지장은 길이가 약 25센티미터이며 위와 마찬가지로 문제가 생겼을 경우 위내시경으로 확인한다. 그런데 위의 유문에서 십이지장으로 이어지는 입구는 1분에 4회 정도만 작게 열리며 내시경 카메라가 겨우 통과할 수 있을 정도로 매우 좁다. 과거에는 피검자가 긴장하면 유문이 닫혀 내시경 삽입이 어려워 의료진이 입구가 열리기를 기다렸다 열렸을 때 재빨리 기구를 넣는 기술이 필요했다. 하지만 최근에는 위내시경 장비의 성능과 기술이 크게 발전해 마취를 통해 통증 없이 편안한 상태에서 정밀 검사할 수 있게 되었다. 이에 따라 과거에는 발견이 어려웠던 암이 조기에 진단되는 사례가 증가하면서 십이지장암이 실제보다 증가한 것처럼 보이는 현상이 나타나고 있다.

십이지장암의 정확한 원인은 아직 명확히 밝혀지지 않았다. 초기 단계의 십이지장암은 거의 자각 증상이 없으며, 병이 진행됨에 따라 소화관 출혈로 인해 대변에 혈액이 섞여 나오거나 빈혈 증상이 나타난다. 또 장의 협착으로 구역질, 복통, 장폐색 등의 증상이 동반될 수 있으며 담즙의 흐름이 막히면 황달이 발생하기도 한다.

20년 전에는 방치되었던 암 GIST

최근 GIST(위장관 기질 종양GastroIntestinal Stromal Tumor)의 발병도 증가

하고 있다. GIST는 소화관 점막 아래 근육층에서 발생하는 종양으로 흔히 점막하 종양으로 분류된다. 발병률은 인구 10만 명당 1~2명으로 매우 드물며, 위에서 약 70퍼센트, 소장에서 약 20퍼센트, 대장과 식도에서 약 5퍼센트 정도 발생한다. 남녀 차이는 없으며 주로 50~60대에서 많이 나타난다.

GIST가 증가하는 이유 중 하나는 검사 기술과 내시경 카메라의 성능 향상으로 진단이 쉬워졌기 때문이다. 그러나 이것만으로는 설명이 충분하지 않다. 과거에는 2센티미터 이하의 GIST는 방치해도 괜찮다는 인식이 있었고, 희귀암이라는 이유로 연구가 충분히 이루어지지 않았으며, 악성 가능성에 대한 인식도 낮았다. 하지만 현재는 작더라도 악성일 수 있으며 방치 시 사망 위험이 있다는 사실이 밝혀졌다. 이에 따라 발견 즉시 세포를 채취해 조직 검사를 통해 악성 여부를 판단하고 악성이면 절제 수술을 시행하는 방향으로 치료 방침이 바뀌었다. 20여 년 전까지만 해도 단순한 혹으로 여겨졌던 것과 비교하면 의학적 인식이 크게 발전했음을 실감하게 된다.

나라마다 질병에 대한 인식과 대응 방식에는 큰 차이가 있다. 미국과 유럽에서는 1,000명 중 1명이 사망하는 수준이라면 '오차 범위 안'으로 간주해 수술이나 검사를 하지 않는 경우가 일반적이다. 사망률이 1퍼센트 이하인 질환의 경우 내시경 검사에서 암으로 발전할 가능성이 있더라도 치료하지 않거나 정기적인 추적 검사 없이 5년 이상 경과를 지켜보는 사레도 많다. 반면 일본은 100명 중 1명이라도 잃지 않겠다는 인식이 강해 정기 검진과 적극적인 치료를 중시한다. 이는 국가별 국민성과 의료 철학의 차이를 잘 보여준다.

필자가 의사가 된 약 30년 전만 해도 GIST는 그냥 두어도 괜찮다는 인식이 주류였다. 그때 속으로는 '정말 절제하지 않아도 괜찮을까?'라는 의문이 들었다. 이후 연구를 통해 2센티미터 이하의 작은 GIST도 방치하면 악성으로 발전해 사망할 수 있다는 사실이 보고되면서 조기 절제의 중요성이 드러났다. 현재 일본에서는 안전하게 절제할 수 있는 수술의 보급으로 조기에 발견된 GIST는 즉시 절제하는 것이 원칙이다. 2006년 필자는 LECS라는 수술법을 개발했다. 이 수술은 GIST를 안전하게 제거하면서도 후유증이 거의 없는 방식으로 평가받고 있다.

최대한 몸에 부담을 주지 않는 치료법

필자는 신체 부담을 최소화하는 저침습 수술, 수술 후 관리법, 영양요법 등 다양한 치료법을 개발했다. 그중 대표적인 수술법을 소개하도록 하겠다.

LECS(Laparoscopic and Endoscopic Cooperative Surgery):
복강경과 내시경 수술을 동시에 진행하는 수술

LECS는 복강경과 내시경 의사가 협력해 진행하는 수술법으로 개발된 지 10년이 넘었지만, 여전히 외과인 복강경과 내과인 내시경 의사가 한 환자의 위를 내외부에서 동시에 수술하는 사례는 드문 편이다. 이 수술은 고도의 기술력뿐 아니라 의사 간 긴밀한 소통과 협력이 필수적이다. 필자가 근무하던 병원은 외과와 내과 간 협력이 원활해서 LECS를 성공적으로 시행할 수 있었다.

LECS는 위암이나 GIST 등 위 종양을 제거할 때 복강경과 내시경을 동시에 활용해서 최소한의 범위만 절제하는 수술법이다. 이 수술의 목적은 불필요한 절제를 피하고 병변만을 정확히 제거하는 것에 있다. 특히 GIST는 위 점막 아래층에 발생하는 대표적인 악성 점막하 종양으로, 치료의 기본은 수술이며 대부분은 종양만 절제하는 위 국소 절제술이 시행된다. 3장에서 위를 풍선에 비유했듯이, 풍선과 같은 위를 외부에서 국소적으로 절제하려면 풍선 안의 공을 외부에서 감싸듯이 잘라내야 하므로 위벽을 넓게 절제해야 한다. 이는 난도가 높은 수술로, 실제 종양보다 훨씬 넓은 범위를 절제해야 하고 그 과정에서 위 기능이 손상될 위험이 있었다. 이에 필자는 절제 범위를 최소화하면서 위 기능을 최대한 보존할 수 있는 새로운 수술법인 LECS를 2006년에 개발했다.

복강경과 내시경을 동시에 진행하는 LECS 수술은 내시경으로 위 내부에서 종양을 따라 점선을 표시한 후 복강경으로 외부에서 그 선을 따라 병변만 정밀하게 제거하는 수술이다. 이 수술은 암 부위만 정확히 제거하면서 절제 범위를 최소화해 수술 후 위의 변형이나 기능 손상 없이 회복할 수 있다. 또한 수술 시간은 기존 복강경 수술보다 약 30분 정도만 더 소요되는 수준으로 효율적이다. LECS는 환자 부담이 적고 회복이 빠른 수술법으로, 대부분 수술 후 일주일 이내에 퇴원할 수 있다. 현재 LECS

수술은 위 점막하 종양뿐 아니라 십이지장, 대장 점막하 종양 및 위암으로 적용 범위를 확대하고 있으며, 특히 체력이 약한 고령의 위암 환자에게도 유용한 수술 옵션으로 자리 잡고 있다.

췌장을 접촉하지 않는 위암 수술

2장에서 언급한 것처럼 장기는 치료 목적이라 하더라도 접촉을 최소화하는 것이 바람직하다. 장기에 불필요한 자극이 가해지면 심각한 합병증을 초래할 수 있기 때문이다. 과거 위암 수술에서는 위 절제 후 췌장과 연결된 문합 부위에서 췌액이 새어 나오는 '췌액루'라는 합병증이 큰 문제였다. 췌액에는 단백질, 지방, 당류를 분해하는 강력한 소화 효소가 포함되어 있어 누출되면 자신의 신체 조직을 손상시키는 위험이 있었다.

초기 위암에 대해 복강경 원위부 위절제술LDG이 보급되던 시기에도 췌액루 문제는 여전히 발생했다. 복부를 크게 절개하지 않고 작은 구멍을 통해 시행하는 복강경 수술은 개복 수술보다 환자에게 신체 부담이 적어야 했다. 그러나 실제로는 췌액루라는 합병증으로 인해 입원 기간이 길어지는 사례가 있었다. 이에 필자는 '놓치고 있는 근본적인 문제가 있다.'라는 의문을 가지게 되었다.

필자는 출혈이 없는 수술을 목표로, 복강경 기구로 인한 열 손상과 화상 위험을 줄이기 위한 여러 방법을 시도했다. 하지만 췌액루 문제는 여전히 해결되지 않았다. 이를 검증하기 위해 개복 수술과 LDG 후의 심각한 췌액루 발생률을 비교한 결과 신체에 대한 부담이 적어야 할 LDG에서 2.2퍼센트로 개복 수술의 1.0퍼센트보다 오히려 높게 나타났다. 그 이유를 고민하던 중 한 대학 교수의 "췌액 외상에는 간과하기 쉬운 압력 손상도 있다."라는 말이 떠올랐다. LDG 수술에서는 수술 시야 확보 부위인 위의 유문을 확보하기 위해 췌장을 겸자로 눌러 고정하는 경우가 많았는데, 이러한 압박이 췌장을 손상시켜 췌액루의 원인이 될 수 있다는 가설을 세우게 되었다. 이후 사람과 유사한 돼지의 췌장을 이용한 실험을 통해 검증한 결과 예상대로 압박이 췌장 손상의 원인임이 확인되었다.

필자의 의료팀은 췌장을 누르지 않는 LDG 수술법 개발에 착수했다. 이를 위해 췌장을 압박하지 않는 방식 45건과 압박할 가능성이 있는 기존 방식 51건을 비교한 결과 췌장을 압박하지 않는 방식에서 감염성 합병증이 현저히 적었고 췌액루도 거의 발생하지 않았다. 이는 '위암 수술로 목숨을 잃는 환자를 한 명이라도 줄이고 싶다.'라는 바람이 성과로 이어진 사례였다. 현재는 췌장뿐만 아니라 다른 장기에서도 '가능한 한 접촉을 최소화하는 것이 좋다.'는 인식이 널리 퍼졌으며, 최소 접촉 수술법의 보급과 개발이 활발히 진행되고 있다.

내시경 검사의 안전성을 높인 '박하수'

필자가 개발한 기술 중 가장 널리 알려진 것은 L-멘톨 제제인 민클리어 MINCLEA이다. 이름은 생소할 수 있지만 실제로 내시경 검사에서 널리 사용되는 약제이다. 민클리어는 허브의 일종인 페퍼민트 성분을 이용해 위의 연동 운동을 억제하는 약제로, 내시경 검사나 치료 중 위의 움직임을 멈추어 정확한 관찰과 시술을 가능하게 한다. 보통 위는 1분에 3~4회 정도 천천히 움직이며 소화 작용을 하지만, 이러한 움직임이 내시경 검사 시 시야를 방해해 위암 등의 병변을 놓칠 위험이 있었다. 이를 해결하기 위해 필자는 민클리어를 개발해 내시경 시야 확보 문제를 해결했다.

기존에는 주사제를 이용해 위의 움직임을 억제했지만, 통증·시야 흐림·배뇨 장애 등의 부작용이 있었고 부정맥 환자에게는 사용할 수 없었다. 게다가 매년 사망 사례까지 발생하면서 새로운 해결책이 필요했다. 그러던 중 필자는 우연히 한 라디오 프로그램에서 지렁이를 어떻게 움직이지 않게 해서 해부하느냐는 진행자의 질문에 대해, 게스트로 나온 해부학자가 "지렁이를 박하수에 담가 연동 운동을 멈추게 한다."라는 대답을 듣고 큰 영감을 받았다. 그 순간 학창 시절에 배웠던 장관은 연동 운동을 한다는 내용이 떠올랐다. 지렁이의 움직임을 멈출 수 있다면 위나 장에서도 같은 효과가 있을 것이라 직감했다. 실제로 박하 오일을 내시경 관을 통해 위에 분사하자 10초도 안 되어 연동 운동이 멈추었다.

이 발견을 계기로 본격적인 연구를 시작해 2003년에 논문을 발표했고 이후 즉시 제품화를 추진했으나 대부분 제약회사에서 관심을 보이지 않았다. 하지만 여러 제약사를 찾아다닌 끝에 2010년 보험 인가를 받아 2011년 마침내 제품화에 성공했다. 민클리어는 위에 분사만 하면 간단히 작용하고 안전하며 부작용이 거의 없는 약제이다. 굳이 부작용을 꼽자면 검사 다음 날 아침에 엉덩이가 시원한 정도로, 환자 만족도 또한 매우 높다.

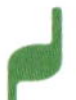 ## 질병을 치료하고 마음을 치유하기

앞에서 언급한 이야기를 하면 사람들은 "놀라운 발견이네요.", "어떻게 그런 생각을 하게 되었나요?"라고 말하곤 한다. 필자는 직원이나 학생들에게 항상 '임상 질문은 병상 옆에 있다.'라고 강조한다. 임상 질문은 의학 연구에 필요한 의문으로 연구 주제의 출발점을 뜻하며, 병상 옆은 환자의 침대 옆을 뜻한다. 즉 환자가 실제로 겪는 어려움과 필요를 의미한다. 의학 연구는 환자의 필요와 무관하다면 아무런 의미가 없다고 생각한다.

예를 들어 의사가 "IL-6이라는 염증 물질을 줄이는 수술을 했습니다."라고 말했다고 해 보자. 이 말을 100명의 환자가 들었다면 아무도 기뻐하지 않을 것이다. 30만 명이라면 어쩌면 한 명 정도는 기뻐할 수도 있겠지만 대부분은 그 의미를 모르기 때문에 기뻐하지 않는다. 하지만 의사가 "이 수술은 보통 39도까지 열이 나서 힘들 수 있지만 이번에 하는 방법은 열이 나지 않을 것입니다."라고 설명하면 비록 의학적으로 같은 설명일지라도 환자는 기뻐하고 안심할 것이다.

의사는 환자가 직접 체감할 수 있는 '결과'를 제시하는 것이 중요하다. 그래서 필자는 병상 옆으로 직접 가는 것을 중요하게 생각한다. 임상 질문은 환자의 고통과 바람을 이해하는 데서 출발한다. 환자의 눈으로 보고, 환자의 목소리를 직접 듣고, 손으로 만져보는 현장에서 비로소 진정한 가치가 있는 연구 주제를 발견할 수 있다.

환자와 두 번 악수하는 이유

필자는 치료 시작 전과 수술 후에 반드시 환자와 악수한다. 이 악수에는 두 가지 중요한 의미가 담겨 있다.

먼저 치료 전 악수는 환자의 마음을 병으로부터 해방하기 위한 것이다. 수술을 앞둔 환자는 '나는 암이다, 이제 죽을지도 모른다.'라는 생각에 사로잡혀 있다. 합병증이나 사망률 같은 무서운 이야기를 들으며 두려움과 불안에 떨며 애써 버티고 있다. 이런 긴장 상태에서는 의사의 설명도 귀에 들어오지 않고 심리적 부담으로 식사조차 하지 못하게 된다. 식사를 못 해 영양 부족이 이어지면 몸이 약해지고 결국 수술이 불가능해지는 악순환에 빠질 수 있다. 그래서 필자는 치료 전 환자의 손을 잡고 "함께 힘내 봅시다."라고 말한다. 이 한마디에 환자는 긴장이 풀리며 안도한 표정을 짓거나 눈물을 흘리기도 한다. 이 악수에는 앞으로 함께 병을 이겨내자는 의지가 담겨 있다.

수술 후 악수는 기력과 근력으로 환자의 회복 상태를 확인하기 위한 것이다. 필자는 "세게 잡아 보세요."라고 말하며 손의 힘을 확인한다. 손에 힘이 느껴지면 회복이 순조롭다는 뜻이지만, 기운이 없거나 눈빛이 흐리면 추가적인 치료가 필요하다는 신호로 받아들인다. 필자는 이 과정을 통해 환자의 생명력과 체력을 판단한다.

이러한 악수의 습관은 필자가 1994년 독일 울름대학에서 유학하던 시절에 배운 것이다. 당시 지두 교수는 회진을 돌 때마다 모든 환자와 악수했고, 그 모습을 본 필자는 악수가 환자와의 소통을 가능하게 하고 상태를 파악하는 데 도움이 된다는 사실을 깨달았다. 그 이후 필자 역시 진료 현장에서 환자와의 악수를 꾸준히 실천해 오고 있다.

'생명을 연장하기 위한' 의료가 아닌 '인생을 즐기기 위한' 의료

필자는 대대로 외과 의사 집안에서 태어났지만, 사람들이 생각하는 것처럼 순탄한 길만 걸었던 것은 아니다. 10대 시절에는 의사가 되고 싶지 않았다. 어린 마음에 반항심도 있었고 공부보다 다른 일에 흥미를 느끼며 공부에 집중하지 못했다. 그래서 결국 고등학교에서 유급을 당해 부모님께 큰 걱정을 끼쳤다.

그 무렵 미국 하버드대학에서 유학 중이던 정형외과 의사인 삼촌이 필자를 걱정해서 귀국 길에 일부러 찾아왔다. 삼촌은 의사로서도 연구자로서도 장래가 촉망받던 분으로, 필자에게는 멋지고 친절하고 훌륭한 우상이었다. 삼촌은 필자를 꾸짖지 않고 괜찮냐고 물었고, 내가 괜찮다고 대답하자 "그럼 네 말을 믿겠다."라고 하셨다. 그러나 그로부터 며칠 뒤 삼촌은 심장 발작으로 갑작스럽게 세상을 떠났다.

그 충격이 너무 커서 당시의 기억은 희미하지만, 그 일을 계기로 필자는 '지금 뭐 하고 있는 거지. 가만히 있을 때가 아니야.'라는 깨달음을 얻고 공부에 전념하기 시작했다. 이후 기타사토대학에 진학해서 의학·임상·연구 모두에 흥미를 느끼며 의사의 길을 걷게 되었다. 삼촌의 죽음은 필자에게 의료의 의미를 일깨워 준 결정적인 전환점이 되었다.

필자가 소화기외과를 전공하게 된 이유는 무엇보다도 소화기외과 의사였던 아버지가 존경스러웠기 때문이다. 그러나 어머니의 증조부로부터 받은 DNA도 무시할 수 없을 것이다.

증조부인 미야케 하야리는 규슈대학 의학부의 전신인 교토제국대학 후쿠오카 의과대학의 초대 교수로, 일본 최초로 제1외과를 창설한 인물이다. 규슈대학병원 제1외과의 기록에 따르면 그는 1905년 일본에서 최초로 뇌종양 절제술에 성공했다. 또한 그는 뇌외과, 정형외과뿐만 아니라 담석증, 위장외과 등 다양한 분야에서 활약했다. 특히 위암 치료에 있어 당시 세계적으로 저명했던 폴란드 브로츠와프대학의 미쿨리치 교수로부터 최신 외과 기술을 배워 일본에 도입했다고 한다. 그가 남긴 저서 《위암》은 현재까지도 위암 치료의 고전으로 평가받고 있다. 그런 증조부의 손자인 필자가 독일 유학 중 '먹는 일을 보존하는' 위암 수술법을 개발해 성공한 것도 어쩌면 이러한 가계의 영향일지도 모른다.

또한 증조부는 특별한 일화로도 유명하다. 1922년 미국과 유럽에서 의료 시찰을 마치고 귀국하던 배에서 몸 상태가 좋지 않던 아인슈타인을 만나 독일어로 정성껏 진료했다. 당시 아인슈타인은 출판사의 초청으로 일본에 오는 길이었으며, 그 배에서 노벨물리학상 수상 소식을 접했다. 그때 발열과 혈변 증상으로 혹시 직장암이 아닐까 크게 걱정했다고 한다. 그러나 다행히 치질 출혈이 원인이었고, 증조부는 국소 소독 치료로 그를 치료했다고 일기에 남겼다. 이후 아인슈타인은 일본 체류 중 후쿠오카에 있는 증조부의 집을 방문했고, 태평양전쟁 중 공습으로 증조부가 세상을 떠날 때까지 서신을 주고받으며 우정을 이어갔다고 한다.

아인슈타인을 진료한 일화도 놀랍지만, 필자의 마음을 더욱 깊이 울린 것은 증조부가 항상 '사람을 치유하기 위한 의료와 연구'를 지향하며 스스로 독려했다는 사실이었다. 증조부는 임상과 연구 모두에 성실히 임하며 그 결과를 꾸준히 논문으로 남겼다. 또한 규슈대학에서 학생들을 가르칠 때도 언제나 '의학은 사람을 치유하기 위한 것'이라는 정신을 몸으로 보여줬다.

필자는 증조부를 알기 훨씬 이전부터 단순히 '생명을 연장하기 위한 의료'가 아니라 '인생을 즐길 수 있게 하는 의료'를 목표로 삼아왔다. 돌이켜 보면 이러한 생각은 시대를 넘어 증조부의 철학을 이어받은 결과였다고 생각한다.

인간에게는 누구나 수명이 있으며 필자 역시 언젠가는 이 세상을 떠나게 될 것이다. 그러나 이후에도 남길 수 있는 것은 논문과 교육뿐이다. 필자는 이 두 가지가 가장 중요하다고 믿으며 늘 이를 후배 의사들에게 강조하고 있다.

이 책을 끝까지 읽어 주셔서 감사합니다.

저에게는 지금도 존경하는 은사님이 계십니다. 의사나 대학교수가 아닌 초등학생 시절 담임이셨던 나카야마 다다시 선생님입니다. 제가 다녔던 게이오기주쿠유치사는 초등학교 6년 동안 담임과 친구들이 바뀌지 않는 특별한 학교였습니다. 나카야마 선생님은 6년 내내 저희 반을 맡아 주셨고 졸업 후에도 친구들이 힘들 때마다 찾아가 상담받을 수 있는 존재였습니다. 어떤 고민이든 진심으로 들어주셨고 깊이 생각하신 뒤 조언해주셨습니다. 그 이야기들은 지금도 제 마음속에 남아 있습니다.

저는 대학원생 때까지 두 번 유학을 가야 할지에 대해 선생님께 상담을 드린 적이 있습니다. 그 시기에는 많은 사람이 미국으로 유학을 떠났습니다. 영어를 배울 수 있고 논문을 쓰는 데도 유리했기 때문입니다. 그러나 저는 어릴 적 아버지의 일로 독일에서 자라며 많은 인연을 맺었던 터라 미국과 독일 중 어디로 가야 할지 쉽게 결정하지 못했습니다. 그때 선생님은 제 이야기를 들으시고 망설임 없이 말씀하셨습니다.

"무조건 독일이지. 미국도 좋지만 나는 네가 독일로 가는 게 더 좋다고 생각해. 거기서 또래 친구를 사귈 수 있을 테니까. 그 우정은 네 평생의 자산이 될 거야. 미국에 가서 훌륭한 논문을 쓰고 유명한 교수를 만나는 것도 멋진 일이지만, 네가 성장할 즈음이면 그 교수들은 이미 은퇴했을 거야. 하지만 마음을 나눌 수 있는 친구를 사귀어 같은 길을 걸어가면 그 사람들은 평생 네게 큰 힘이 되어줄 거야. 그러니 좋은 친구를 만들기 위해 독일에 가는 게 좋을 것 같아."

저는 선생님의 조언을 듣고 독일로 유학을 떠났습니다. 그리고 그곳에서 인생 최고의 친구를 만나게 되었습니다. 그때 사귄 친구는 지금도 독일에서 외과 의사로 활동하고 있습니다.

나카야마 선생님께서는 또 이렇게 말씀하셨습니다. "어쨌든 좋아하는 일을 계속하거라. 꼭 해야 하는 다른 일이 있더라도 좋아하는 일을 우선으로 생각해야 해." 이 말씀은 제 인생의 방향을 밝혀주는 등불이 되었지요. 덕분에 저는 환자들의 '먹는 즐거움'을 지키며 행복한 삶을 돕는 외과 의사의 길을 묵묵히 걸어올 수 있었습니다.

사람은 단순히 살아가기만 하는 존재가 아닙니다. 산다는 것은 먹고, 누군가와 마음을 나누며, 좋아하는 것을 찾아내고, 내일을 향해 나아가는 것입니다. 나카야마 선생님께서 말씀하신 것처럼 저는 환자들이 단지 생존하는 데 그치지 않고 기뻐하고 즐길 수 있는 삶을 살아가기를 바랍니다.

‘먹는 일’은 그중에서도 매우 중요한 부분입니다. 맛있는 음식을 좋아하는 사람과 함께 즐겁게 먹는 일이야말로 삶의 본질이라고 생각합니다. 저는 앞으로도 어떤 상황에서도 환자들이 ‘먹는 일’을 잃지 않도록 최선을 다할 것입니다.

먹는다는 것은 살아간다는 것입니다. 먹고 싶다는 욕구는 살고 싶다는 욕구입니다. 인생의 마지막 순간까지 자신답고 행복하게 살아가기 위해 부디 위의 건강을 소중히 지켜주시기를 바랍니다.

히키 나오키

참고 도서

比企直樹,『毎日おいしく食べる！胃を切った人のための食事매일 맛있게 먹자! 위 절제 수술을 받은 사람을 위한 식사』, ナツメ社, 2019.

比企直樹,『がん研有明病院の胃がん治療に向きあう食事암연구회 아리아케병원의 위암 치료를 위한 식사』, 女子栄養大学出版部, 2015.

比企寿美子,『アインシュタインからの墓碑銘아인슈타인에게 받은 묘비명』, 出窓社, 2009.

100년 위 건강

생각보다 자주 아픈 내 몸 돌보기

초판인쇄 2026년 1월 30일
초판발행 2026년 1월 30일

지은이 히키 나오키
옮긴이 김현정
발행인 채종준

출판총괄 박능원
국제업무 채보라
책임편집 구현희 · 김민정
디자인 홍재희
마케팅 문선영
전자책 정담자리

브랜드 라라
주소 경기도 파주시 회동길 230(문발동)
문의 ksibook1@kstudy.com

발행처 한국학술정보(주)
출판신고 2023년 9월 25일 제406-2003-000012호

ISBN 979-11-7457-326-1 03510

라라는 건강에 관한 도서를 출간하는 한국학술정보(주)의 출판 브랜드입니다.
라라란 '흥겹고 즐거운 삶을 살다'라는 순우리말로,
건강을 최우선의 가치로 두고 행복한 삶을 살자는 의미를 담고 있습니다.
'건강한 삶'에 대한 이정표를 찾을 수 있도록, 더 유익한 책을 만들고자 합니다.